Doris Maria Romero Quiñones

Humanizando el cuidado de las personas, una reflexión ética educativa

Doris Maria Romero Quiñones

Humanizando el cuidado de las personas, una reflexión ética educativa

Visión Hermenéutica

PUBLICIA

Impressum / Aviso legal
Bibliografische Information der Deutschen Nationalbibliothek: Die Deutsche Nationalbibliothek verzeichnet diese Publikation in der Deutschen Nationalbibliografie; detaillierte bibliografische Daten sind im Internet über http://dnb.d-nb.de abrufbar.

Información bibliográfica de la Deutsche Nationalbibliothek: La Deutsche Nationalbibliothek clasifica esta publicación en la Deutsche Nationalbibliografie; los datos bibliográficos detallados están disponibles en internet en http://dnb.d-nb.de.

Coverbild / Imagen de portada: www.ingimage.com

Verlag / Editorial:
PUBLICIA
ist ein Imprint der / es una marca de
OmniScriptum GmbH & Co. KG
Bahnhofstraße 28, 66111 Saarbrücken, Deutschland / Alemania
Email / Correo Electrónico: info@omniscriptum.com

Herstellung: siehe letzte Seite /
Publicado en: consulte la última página
ISBN: 978-3-639-64949-9

Zugl. / Aprobado por: Cabudare Edo. Lara Venezuela, Universidad Fermin Toro, Tesis Doctoral 2015

CONTENIDO

INTRODUCCION

Los estudios que se realizan en las ciencias de la salud, se encuentran enmarcados teóricamente en las ciencias sociales; se denominan de esta manera porque el objeto de estudio de estas profesiones es el cuidado al ser humano en todas sus dimensiones, esté sano o con algún problema de salud, en relación reciproca con su medio.

En este ámbito, la principal disciplina facultada del cuidado es la enfermería; la cual es una profesión de titulación universitaria dedicada al cuidado integral del individuo, familia y comunidad en todas las etapas de desarrollo. Es una disciplina que en el último siglo, ha ido definiendo cada vez más sus funciones, con actitud ética, destacándose los valores de conducta humana como principal reglamento que demuestra reglas del buen vivir, relacionadas con la identidad de la persona y el medio donde se desarrolla.

De acuerdo a lo anterior, hay quienes objetan que las enfermeras/os están en una posición única para actuar como poderosas/os defensoras/es de un planeta sano. Que este grupo de profesionales representan en la mayoría de los sistemas nacionales de salud, un gran porcentaje de la fuerza de trabajo cualificada, por lo tanto son potencialmente poderosas para producir cambios ineludibles en la satisfacción de las necesidades de salud de todos los individuos en el siglo XXI.

Sin embargo, situaciones como el avance tecnológico, incremento epidemiológico de algunos casos, así como testimonios de un colectivo que se queja de recibir atención sanitaria dentro de un clima no armonioso de desconfianza e incertidumbre, sin aplicación suficiente de ética por parte de sus integrantes entre otras situaciones, pareciera mermar las características de la asistencia de enfermería señaladas anteriormente, originando deshumanización del cuidado en el ser humano. Por lo tanto, una de las mayores preocupaciones que abordan los profesionales, gestores y usuarios de los Servicios de Salud, es la humanización del cuidado en estas instituciones.

En correspondencia a lo planteado, cuando se habla de humanizar el cuidado de las personas, se refiere en principio, a todas aquellas acciones que conducen a que la enfermera/o sea el ejecutor esencial, quien cumple con la humanización desde todos los ámbitos de la carrera. Por ello, es ineludible conocer el concepto que los diferentes actores que participan en el proceso de asistencia sanitaria, su humanización, ubicándolos en el contexto de las instituciones de salud, fijando posiciones en todos los campos donde se halla incluido el cuidado, tomando como premisa, que éste se localiza enlazado con la ética y los valores.

En este contexto, se ejecuta la siguiente investigación, interpretando de manera completa la humanización del cuidado de las personas, conjuntamente con las reflexiones éticas educativas que el caso amerite; utilizando el enfoque hermenéutico, para analizar la situación y buscar alternativas de cambio de manera que mejore el escenario del cuidado de las personas, cuya acción es realizada por el profesional de enfermería, como el impulsor de cambios en la atención sanitaria, en beneficio al usuario que recibe el cuidado.

En el mismo orden de ideas, se destaca que en el proceso formativo de los profesionales de enfermería, su objeto de praxis es el cuidado a las personas, e incluye diversos aspectos susceptibles de análisis en profundidad, siendo uno de ellos la calidad en la atención de cuidado humanizado, el cual depende no solo de las habilidades cognitivas de quien la desarrolla, si no de los intereses y valores que regulan su actuación profesional. Por ende, el amor a la profesión, la responsabilidad, el humanismo y la honestidad, constituyen valores esenciales, reguladores de la actuación de un profesional competente, que se reflejan en cada persona de manera diferente, en función de su capacidad, historia individual e interés.

Esto ocurre, porque la formación de los valores en lo individual no es lineal y mecánica, sino que pasa por un complejo proceso de elaboración personal en virtud del cual constituyen sus propios valores.

No obstante, dentro de su desarrollo personal, se espera que este profesional exhiba una conducta marcada por interés genuino hacia las personas que acuden en solicitud de ayuda, es decir, se espera que este profesional sea capaz de mostrar interés, comprensión, solidaridad y respeto en el ejercicio del acto del cuidar. En este desarrollo, va a tener gran inherencia la preparación académica, ya que aparte de su interés personal de querer estudiar la carrera y la vocación de servicio, se deben conjugar durante su formación una serie de elementos que garanticen el despertar, desarrollo, mantenimiento y fortalecimiento de la orientación humanista que ha de tener el enfermero/a.

Por todo lo descrito, se reitera la idea que el cuidado de las personas en tiempos actuales, piden una fuerte reconsideración hacia la humanización, donde los cuidados de enfermería se sitúan ética y profesionalmente. Además, dentro de un mundo globalizado, pluricultural y secular en el cual la negación del otro se ha transformado en una práctica cotidiana, y es allí en la cual las enfermeras/os no estamos ajenas/os.

Por esta razón, se toma como referencia la teoría humanista de Jean Watson y la teoría de enfermería transcultural de Madeleine Leininger, ya que teoristas como ellas son vigentes y oportunas para que los formadores de esta profesión y los propios enfermeros(as), puedan reflexionar y repensar las formas en que se desarrolla el cuidado a la personas; también se analiza la teoría Humanista Psicoterapia Centrada en el Cliente de Carl Rogers y la opinión que realiza Janice Morse de todas ellas, en la cual reitera la necesidad de cuidar al ser humano como característica vital para la supervivencia humana, en el que cada una de las categorías de cuidar y las interrelaciones entre ellas, tienen su fundamentación en los valores y principios éticos.

Esta investigación se ubica en la línea de investigación Liderazgo para el Cambio y la Transformación Educativa, en relación a que estoy convencida que la educación hace a los seres humanos libres e independientes, permitiéndoles alcanzar mayor satisfacción en la vida; por lo que opino, que los educadores tenemos la responsabilidad de fomentar la discusión acerca de los principios e ideas que ayuden a los futuros profesionales de enfermería, a desarrollar su praxis profesional hacia lo humano, es decir, orientar hacia la transformación del acto del cuidar, que además de competencias cognitivas, posean también capacidad de amar, sentir, comprender, entender, ser empático, congruente y coherente como valores esenciales en el cuidado a las personas.

MOMENTO I

CONTEXTUALIZACION DE LA TEMATICA

"El mejor servicio que podemos prestar a los afligidos
no es quitarles la carga, si no
infundirles la necesaria energía
para sobrellevarla."
Brooks, Phillips

El ser humano es holístico por naturaleza, por lo que busca constantemente alcanzar su realización e integración, así como el pleno funcionamiento biofísico, psicosocial y espiritual, tal como lo plantea Dugas (2009), lo cual provee las bases para el continuo desarrollo de sus potencialidades humanas a través del ciclo de vida, es por ello, que la persona es el foco de toda acción, directa o indirecta en el cuidado. Por ende, es fundamental reflexionar sobre la visión holística de la persona, en esta sociedad del conocimiento, de grandes avances científicos y tecnológicos, visualizándolo permanentemente como una unidad, cuya concepción es imperativa moralmente en las ciencias humanistas, en un intento por minimizar la fragmentación o cosificación de la persona, considerándola como sujeto.

Estas ideas generales, hacen obligatorio destacar, que desde la antigüedad la palabra cuidado ha estado de forma central en la bibliografía de la profesión de enfermería. Se utiliza en dos sentidos diferentes entre sí pero que a la vez están relacionados: (1) cuidar a alguien o proporcionar cuidados y (2) preocuparse/interesarse por. La primera definición significa realizar actividades para y con otras personas y con otras personas que se cree que son beneficiosas para ellas; en la segunda, los cuidados suelen implicar a dos personas (enfermera(o)-paciente) cuya conexión está determinada principalmente por la responsabilidad que tiene una de ellas de dar respuesta a la otra y de satisfacer sus necesidades. A diferencia de las relaciones entre familiares o amigos, Arenas (2006), indica que la relación enfermera/o-paciente se da normalmente entre personas desconocidas, que a menudo no comparten su historia y tienen lugar en un contexto de normas y sanciones profesionales.

Por lo tanto, el cuidado de las personas como función principal de enfermería, es puesto de manifiesto por diferentes autoras desde tiempos pasados. Por ejemplo, Hall (1979) apuntaba que la disciplina que conocemos como enfermería es el resultado de la evolución dentro de la sociedad de una actividad humana fundamental: la actividad de cuidar. En esta misma línea en 1984 King, dedujo que las enfermeras/os proporcionan un servicio esencial que satisface una necesidad esencial de orientación para guiar a las personas y los grupos a conservarse sanos y les proporcionan cuidados cuando están enfermos.

Se indica así mismo, que enfermería como profesión, en el campo de la salud, aborda a la persona en todas sus dimensiones: biológicas, psíquicas, culturales, social e histórica, teniendo presente el respeto a la individualidad; es por ello, que sin lugar a dudas se trata de una disciplina con componentes éticos, con capacidades que incluye la colaboración, confianza, atención, flexibilidad para adaptarse a los cambios que conduzcan a lograr el bienestar del ser humano; se basa en conocimientos teóricos y en la aplicación de habilidades especiales, permitiéndole centrar su atención en el cuidado al individuo sano o enfermo, cuyo objetivo fundamental lo constituye la satisfacción de las necesidades básicas humanas.

En ese sentido, enfermería como profesión de naturaleza social bajo una óptica humanista intenta que su personal ayude a la persona solicitante del cuidado a reforzar potencialidades y/o minimizar desequilibrios en su estado de salud; reconociendo al ser humano como un ser complejo, misterioso, estructurado por diversas dimensiones que van de lo orgánico a lo espiritual, de lo tangible a lo intangible; con inclusión del aspecto social e histórico, y lo define como un ser de interrelaciones permanentes consigo mismo y el mundo.

En relación a esto, Levine, referido por Sánchez (2009), refiere que la salud está determinada socialmente en su modelo conceptual, dejando explícito que ésta se encuentra predeterminada por los grupos sociales y no es solamente una ausencia de situaciones patológicas. De este modo, todos los seres humanos comparten patrones de funcionamiento comunes que contribuyen a su salud, calidad de vida y al logro de su máximo potencial humano de forma integrada.

Cabe destacar que la práctica de enfermería, desde sus orígenes, fue considerada como una ocupación contemplada en la experiencia práctica y el conocimiento común delegado de antiguas órdenes religiosas, por lo que la atención de las enfermeras de esta primera época, enmarcaban su labor en el arte del cuidar. Vásquez (2010), señala que es a partir de los aportes de Florence Nightingale como precursora de la ciencia de enfermería, que surgen diversos modelos filosóficos que orientan al hombre como principal objeto de sus cuidados De allí, que el cuidado humanizado se apoya en el conocimiento científico, la capacidad técnica y la relación terapéutica donde el enfermero/a establece con el paciente, y supone acoger al otro de una manera cálida, despojándose de todos los factores externos que en algún momento puedan afectar la atención comprometida y sea ofertada de óptima calidad implicando el cuidado humanizado.

Desde esta óptica, se hace preciso designar, que el profesional de enfermería en su quehacer operativo, establece relación enfermero-paciente, en este estadio de práctica laboral, donde este profesional manifiesta el método de comprensión humana más adaptado a su propia personalidad: kinestesia, auditivo, verbal. En ese contacto humano realizado entre ambos actores, se perciben situaciones a las cuales la enfermera(o) debe abocarse en busca de solución, teniendo presente que el tratamiento de enfermería es holístico e integral.

Al respecto, Polit y Hunter (2000) relatan que el mayor obstáculo en los estudios en enfermería, es la complejidad del tema central de investigación o sea, el hombre. De allí, que la enfermera/o en su labor cotidiana, conjugue conocimientos, corazón, fortaleza, humanidad; además de que exige una importante implicación de lo que cada uno de estos profesionales sabe, siente, percibe y comprende. Su desempeño no se fundamenta solamente en el conocimiento científico, sino que en algunas de sus funciones, debe recurrir a la intuición, la creatividad, la imaginación y la capacidad de expresión para solucionar muchos de los problemas que se plantean; además debe poseer habilidades y destrezas, poniendo en juego el saber ser, lo que se es emocional, cultural y psicológicamente.

Al mismo tiempo, enfermería debe ser un ser humano integro, que comprenda las necesidades y sentimientos de su paciente, un proveedor/a de cuidados, de comprensión, amabilidad, afecto y solidaridad. Es así, que con esas habilidades, debe interpretar lo que ve en un ser humano que presenta un determinado estado emocional, identificando sus necesidades a veces invisibles, no tangibles. Por ende, en la anamnesis propia de la labor profesional de la enfermera/o, es inevitable preguntar sobre experiencias subjetivas que no siempre son fáciles de expresar, por ser creencias individuales de la persona que sufre, sobre su realidad social, sus sentimientos; de allí que sea obligatorio considerar los valores de la persona que atiende y la atendida para poder proyectar cuidados afines.

Al respecto Merhy (2008) refiere que las instituciones de salud cumplen la función de otorgar cuidados a través de un trabajo vivo y se espera de ellas que sean un núcleo de cuidado para los usuarios. Sin embargo, el acto de cuidar es deficiente, debido a que los diferentes profesionales que trabajan en los servicios de salud no siempre realizan acciones de cuidado centrados en el paciente, sino centrados en los procedimientos o en la técnica, lo que actualmente ha provocado la crisis de estas instituciones, además se agrega el hecho de que la hegemonía del modelo de acción clínica del médico empobrece y hasta anula las acciones cuidadoras del resto del equipo de salud.

En la misma tónica Leininger (2007), considera que el cuidado es de carácter universal, pero son los procesos, métodos y técnicas con los que se desarrollan, los que varían culturalmente, es así que en la cultura anglosajona se distingue entre los términos de care y caring. Care es la acción de cuidar y caring incorpora además un sentido e intencionalidad humanitaria en enfermería. Por lo tanto, el cuidado se constituye en las actividades expertas, procedimientos y decisiones relacionados con el apoyo a la gente; de tal manera que refleja los atributos de conducta que son de apoyo, compasivos, protectores, de auxilio, educativos, pendientes de las necesidades, de los valores y metas del individuo o del grupo a quienes se asiste.

Al respecto, diversos estudios realizados a nivel nacional e internacional como el de Muñoz, Coral, Moreno, Pinilla, Suárez (2009) concluyen que "se demanda un mejoramiento en la atención brindada por el personal de enfermería, toda vez que las enfermeras/os no prestan la debida importancia a la interacción de inicio, proceso y salida tendientes a lograr la satisfacción y recuperación óptima, tanto del paciente como de sus familiares" (pág. 245).

Para ello, es sustancial comprender a la persona como un todo, para lo cual se exhorta a reflexionar sobre los elementos básicos que estructuran la condición humana, entre los cuales figuran los valores, los cuales, según Rumbold (2000) "son los ejes fundamentales por los que se orienta la vida humana y constituyen a su vez, la clave del comportamiento de las personas" (p. 72). Por ello, los valores hay que identificarlos en los significados que la persona le atribuye a sus vivencias, los cuales permanecen en su conciencia o vida interior.

En este contexto, es fundamental examinar que lo prioritario de las acciones profesionales sea ayudar a la persona con problemas de salud a superar sus desequilibrios biológicos, pero la mayoría de las veces dado el carácter hegemónico del modelo biomédico utilizado hasta ahora, pareciera que son las únicas acciones que se ejecutan, lo que genera una fragmentación del cuidado de la persona enferma, olvidándose que ésta es un ser unitario, que responde al unísono; cuyo aspecto biológico se relaciona con las dimensiones psicosociales, espirituales y emocionales, por lo que éstas también son afectadas.

No obstante se hace indiscutible considerar, que en la actualidad se solicita realizar una profunda reflexión sobre los aspectos humanos, actitudes y valores de las enfermeras(os) como principal actor del cuidado humano. Esto lo apoya Poletti (2009) al reseñar que la actuación de enfermería se ha ido distanciando de sus orígenes, haciéndose cada vez más tecnológica y fragmentada, ya que los cuidados de los enfermos se están convirtiendo en la técnica, dejando a un lado los cuidados individualizados o personalizados que en realidad son la base de la profesión.

Considerando lo expresado en el párrafo anterior, es preciso acotar lo analizado por Vásquez (ob.cit.) respecto al modelo formador de la profesión de enfermería, el cual deduce que el cuidado de enfermería, se encuentra centrado en el paciente recuperable o con posibilidades de rehabilitación, por lo que los estudiantes se preparan para triunfar con sus cuidados. En este sentido, afirma que "no se forman profesionales de enfermería desde la perspectiva científica de su disciplina, que cuiden la agonía y entreguen cuidados para el bien morir del paciente (p.90). Por lo que faltan entonces, profesionales con formación filosófica humanística, que reconozca a la persona no solamente desde su vulnerabilidad física, sino también como aquel ser con necesidad de ejercer su libertad, identidad cultural y plenitud espiritual.

En concordancia a lo anterior, la formación humanística le facilita al participante una permanente reflexión y análisis de sus actos, desde sus valores personales, y principios éticos comunes a todos los egresados de la salud; esta preparación, no sólo exhorta al profesionalismo, sino también una formación filosófica y psicológica que muchas veces los estudiantes de pregrado ven como "poco relevante", priorizando técnicas biomédicas, lo cual trae como consecuencia enfermeros(as) muy buenas en técnicas biomédicas, pero deficientes cuidadores, en la aplicación de valores éticos producto de los ejemplos formadores que tienen en su vida universitaria.

Para lograr comprender a la persona como un todo, se requiere reflexionar sobre los elementos básicos que estructuran la condición humana, entre los cuales figuran los valores. Según Izquierdo (1998) "son los ejes fundamentales por los que se oriente la vida humana y constituyen a su vez, la clave del comportamiento de las personas" (p32). Por ello los valores hay que identificarlos en los significados que la persona le atribuye a sus vivencias, los cuales permanecen en su conciencia o vida interior. Según Contramaestra citado por Zambrano (2010) el reconocimiento de los valores están ligados a nuestro mapa de vida, creencias y hábitos; los mismos son útiles mientras contribuyen con la calidad de vida, respetar al prójimo y al entorno. Por lo tanto, no todos nos comportamos igual ante vivencias y problemas de vida, pues según los valores, es que damos prioridad y sentido a lo que hacemos.

Igualmente, se considera que en los usuarios hospitalizados, la separación rápida y abrupta de los escenarios en los cuales se desempeñaban, lejos de su familia, amigos, compañeros de trabajo entre otros, les produce preocupación y ansiedad encontrarse en un espacio físico hostil, desconocido y reducido, portando tubos, catéteres, aparatos productores de sonidos irritantes, a lo que se suma la ejecución de procedimientos traumáticos y dolorosos, afectándose su estructura psicológica, experimentando temor, angustias, ansiedad e inseguridad. A pesar de todo esto, hay situaciones en que la persona no está disociada de su problema de salud, siendo preciso ayudar en el cuidado a superar sus desequilibrios biológicos, mejorar su dimensión emocional, espiritual y social.

Llama a la reflexión el deber ser debido a que en la práctica cotidiana los actores sociales hospitalizados expresan opiniones como esta: Actor (1) "*en ocasiones siento que las enfermeras no experimentan ni comprenden los sentimientos del otro, es decir no lo entienden a uno, por lo que no son capaces de expresarlo". Ni siquiera miran a cara a uno, como si le tuvieran asco a uno o miedo, solo le dicen algo cuando van a hacerle algún procedimiento. Esto demuestra un cuadro deshumanizado marcado por el predominio de procedimientos, reconociendo la importancia de ello para el tratamiento de la enfermedad, por lo cual el personal del hospital actúa considerando los indicadores de prioridad para el paciente".*

Asimismo el actor social 2*) "plantea que las enfermeras/os no dan apoyo suficiente, pues al dirigirse a uno, no demuestran trato cordial amistoso, que les haga sentirse en comodidad.* También expresa este actor *"que espera sentirse escuchado, respetado en su intimidad, puesto que comprende que recibir una palabra adecuada y cordial de parte de la enfermera le permite avanzar y no deprimirse, ya que es el principal responsable de estos aspectos fundamentándose en el respeto y la dignidad humana, cumpliendo sus funciones como principios éticos y morales en la práctica"*

Del mismo modo el actor social 3) relata que *"algunos días sentía que me trataron bien, otros me sentí desesperado descuidado. La ética era insuficiente, los comentario que hacían al lado de mi cama no eran éticos. Deben oir a los pacientes, los sin voz. Es importante llevarlo a la docencia para en base a ello, hacer cambios, aquí hay una alerta visible. Ese paciente necesita un contacto con la vida, el tocar, llamar por el nombre, es muy importante como ser humano, el paciente debe ser tratado como tal. Indudablemente la formación tiene un papel primordial, no solo en generar el conocimiento, sino también en la formación de valores éticos y morales".*

En relación a estas expresiones, se requiere que los profesionales reconozcan la realidad de las personas cuidadas y comprendan el significado de sus vivencias, suscitándose una inquietud por la formación universitaria; que ésta adopte un rol explicito que involucre y enfatice valores y principios éticos que fomenten una responsabilidad social eficiente.

Lo expresado pudiera llevar a pensar en un principio que humanizar es una cuestión ética donde tienen gran importancia los valores, puesto que hay un sentir social generalizado de deshumanización; esta manifestación se justifica reconociendo que la enfermedad genera una situación de indefensión que hace sentir a la persona desvalida, por lo tanto necesita un sistema sanitario con personal que actúe lo más humano posible, preparado para informar, ayudar a hacer todas aquellas cosas que él no puede hacer por sí mismo; que si se siente tecnificado por algunos procedimientos médicos dolorosos, esto no lo haga sentirse desvalido, inutilizado, sino que comprenda que aunque es doloroso, es importante para su recuperación. Es así como el cuidado humano holístico y solidario, debe ser proporcionado tomando en cuenta el código de ética que rige la actuación en la cotidianidad, caracterizado por una intersubjetividad que debe existir entre la persona que cuida y la receptora del cuidado.

Sumado a lo anterior, se encuentra también la falta de sensibilidad, un valor primordial que prevalece en casi todos los niveles de atención de los servicios de salud. A menudo, en los centros asistenciales, si el paciente solicita algo, le hacen esperar una eternidad, cuando no es que reaccionan con asombrosa displicencia o discuten con el paciente. Es difícil explicar con precisión las causas de esta conducta, pero la cuestión es que el problema existe, evidenciando que se han perdido de vista aspectos humanos muy importantes para la vida, cualidades fundamentales del ser humano. Siendo preciso rescatar en la enfermera/o la oportunidad de obtener una educación que le permita combinar su orientación humanística con aspectos científicos.

Valor de la Investigación

El estudio de los cuidados de enfermería de manera humanizada es de gran relevancia, por cuanto el ser humano es digno de ser respetado oído y valorado desde su perspectiva holística. En ese sentido, el personal que realiza los cuidados, deberá mostrar una actitud consciente, afectiva y de responsabilidad con el otro ser humano, comprendiendo lo que éste necesita, este enfermo o no.

Sobre la base de este planteamiento, se destaca que el cuidar de enfermería, es un proceso amplio y de gran importancia, que llama a un compromiso científico, filosófico, moral, hacia la protección de la dignidad humana y la conservación de la vida. Es allí que la perspectiva hermenéutica dentro de la *metodología* participa, proporcionando las herramientas para que la enfermera/o humanice sus cuidados, teniendo presente que el ideal y el valor del cuidado, solicita para el estudio el contacto del mundo interno y externo del paciente. El cuidado humano, como ideal moral, trasciende el acto y va más allá de la acción de la enfermera/o, produciendo episodios colectivos de la profesión con el entorno total del paciente y los propios profesionales.

Cabe destacar, que la humanización del cuidado de las personas desde la perspectiva hermenéutica, tiene importancia ya que cuidar implica conocer e interesarse por la persona que atiende, hasta el punto de desinteresarse de uno mismo, algo difícil, supone incorporarse dentro del ser, en este caso del paciente, darse cuenta de sus actitudes, aptitudes, intereses, conocimientos y motivaciones; por lo cual requiere su manifestación como persona única, auténtica, capaz de generar confianza, serenidad, seguridad y apoyo efectivo.

En este sentido, el estudio es fundamental dentro del desarrollo *educativo* y personal del profesional, por cuanto se espera que la enfermera(o) exhiba una conducta profesional marcada por la demostración de un interés genuino por el ser humano que acude en solicitud de ayuda, es decir, que sea capaz de mostrar interés, comprensión, empatía, respeto y responsabilidad en el ejercicio del acto de cuidar, o sea aplicar los principios éticos de la profesión.

Así mismo, en el estudio de la humanización del cuidado hacia las personas que lo ameritan, es de transcendental importancia por cuanto enfermería forma parte de una disciplina *social* donde juega un papel determinante la ética de la profesión, que instruye a las personas cuidadas, a controlar sus emociones y decisiones, considerándose como libres de aceptar o rechazar el cuidado de salud que se le presta, así como criticar y demandar la atención que recibe.

Desde el punto de vista práctico el estudio es significativo ya que el conocimiento teórico y la práctica de los valores en la profesión, orientan los modos de actuación del individuo, tanto en lo humano como en lo profesional, demostrando un comportamiento basado en ideales altruistas, competentes y nobles en todo momento

En ese sentido, la importancia del estudio viene dado por un sinónimo de cuidado humanizado que establece el trato digno de los profesionales de enfermería, en cada ser humano tratado que acude en busca de ayuda, bien sea por un problema de salud o simplemente porque solicita que se le aclaren algunas dudas o que se le preste atención para sentirse mejor. Este trato digno es guiado por la educación para la salud, en cuya acción la enfermera/o debe expresar actitud impregnada/o de respeto, dar Información completa, verás, oportuna y entendible para quien la solicite, demostrando en todo momento amabilidad e interés manifiesto en la persona.

En relación a lo anterior, no se obliga aplicar ninguna teoría sociológica específica que sustente la responsabilidad de la humanización del cuidado hacia las personas, aunque si se pueden considerar algunos conceptos relevantes de ésta disciplina a través de los escenarios de las relaciones humanas, los cuales configuran patrones de comportamiento colectivo que explican la particularidad de una sociedad determinada, para aplicar correctivos a situaciones específicas, en este caso a la humanización del cuidado de las personas conjuntamente con sus reflexiones éticas educativas.

En cuanto a los aspectos metodológicos, Puerta citada por Agudelo (2004) refiere que la línea de investigación constituye la conjunción de esfuerzos en forma ordenada y sistemática de carácter institucional académico, en la que participan activamente docentes y alumnos, con el propósito de abordar en forma cooperativa e interdisciplinaria un área de conocimiento, para contribuir a la solución de un problema o situación objeto de estudio.

Dada la envergadura del tema, esta investigación se ubica en la línea de investigación Liderazgo para el Cambio y la Transformación Educativa, donde el abordaje del estudio humanizando el cuidado de las personas, sus reflexiones éticas educativas, haga que surjan, dentro de la complejidad de su propio contexto, aspectos generadores de teorías que conduzcan al surgimiento de cuidadores con perspectivas de múltiples proyectos para el cambio y la transformación; teniendo bien reforzado que el cuidado es una acción humanitaria, donde la enfermera/o participa con sus conocimientos sistemáticos asumidos en su preparación y en su experiencia profesional, acompañándose de una certificación de valores y ética, con el fin de proporcionar una praxis, con concepciones humanistas, dentro de un proceso interactivo comunicacional.

En la humanización de las personas, sus reflexiones éticas educativas, es indispensable contar con actitudes orientadas a generar bienestar integral en el otro. Así, se requiere una actitud/habilidad activa, asertiva, empática, donde la humanización sea parte de la forma de ser y vivir. Adicionalmente, para los líderes es relevante poseer una actitud propositiva, para gerenciar en las demás personas y generar cambios permanentes productivos para el cuidador y el cuidado, sin olvidar el contexto donde se desarrolla el cuidado.

MOMENTO II

ESTADO DEL ARTE

Conozca todas las teorías, domine todas las técnicas,
pero al tocar un alma humana,
sea apenas otra alma humana
Carl G. Jung

En todo proceso de investigación, existe la etapa en que se reúne información documental, para luego proporcionar un conocimiento profundo de la teoría que le da significado a la misma. Según Arias (2010), es a partir de las teorías existentes sobre el objeto de estudio, como pueden generarse nuevos conocimientos.

Dentro de los antecedentes internacionales destacan: Guevara, Renginfo y Manrique (2014) realizaron un trabajo titulado **El cuidado de enfermería: una visión integradora en tiempos de crisis,** en España.

Estos autores, concluyen en su estudio que como consecuencia de una crisis civilizacional generalizada y evidenciada a través de una serie de conductas en el hombre, que se resumen en una falta de cuidado tanto para él mismo como para los demás, son las situaciones que reflejan una gran desvalorización o pérdida de los valores personales, cristianos e institucionales, entre otros, que identifican este siglo XXI. Existen diversas organizaciones y movimientos humanitarios a nivel mundial que tratan de luchar contra las expresiones de deshumanización, sin embargo, continúa la presencia de situaciones que son causas de dolor en el mundo, por lo que el cuidado humano se reconoce como un concepto universal, inherente a la humanidad.

Una de las quejas más repetidas entre las comunidades de usuarios, radica en la pérdida de cercanía con el terapeuta. La posibilidad de un trato humanizado se desdibuja en medio de las presiones por la optimización de recursos, que paradójicamente, buscan garantizar la universalización de la atención en el contexto de la justicia social. Las reformas a los sistemas de salud y de seguridad social, en general, han motivado frecuentes discusiones en diversas localidades. Si bien es cierto, que buscan estrategias para la atención oportuna, se producen en forma colateral reflexiones sobre la calidad de la misma.

En resumen, este estudio conduce a reflexionar acerca de que el ser humano es un ser integral que se desenvuelve dentro de un ambiente, con una realidad social que lo distingue; en él influyen un sin número de características biológicas, psicológicas, sociales y espirituales que lo hacen poseedor de una individualidad propia al pensar, discernir, sentir, tomar decisiones y actuar.

En consecuencia, el profesional de enfermería que labora en organizaciones vinculadas con la salud, debe tener siempre presente que la persona es el ente principal de la atención; poseedor de valores y creencias, derivadas de una cultura que hay que considerar al momento de proporcionarle el cuidado, esto sin duda nos conducirá hacia una enfermería basada en un cuidado humanizado.

Visualizando los hallazgos analíticos de este estudio en conexión con el actual, recalco que la enfermería como disciplina responsable del cuidado humano, tiene la obligación de participar con su actitud, en la lucha contra la deshumanización percibida a nivel mundial. Partiendo primeramente en reconocer que la persona cuidada es una entidad única, poseedora de atributos: conciencia, intelecto, dignidad, emociones, sentimientos y saberes;

de esta manera, el cuidado se asume como una dimensión humanista y comprensiva del ser, cuya subjetividad está estructurada por sus vivencias y significados, sentimientos, emociones, intuiciones, razonamientos.

Bajo esta perspectiva, en segundo lugar, en el cuidado humanizado hacia las personas, jamás el individuo ha de ser tratado como medio u objeto, pues es un ser pensante, libre y autónomo; es una persona cuya dignidad hay que respetar y tratar éticamente, independientemente de sus rasgos físicos, psíquicos o sociales y del grupo cultural al que pertenezca. Por lo tanto, el cuidado como valor moral, representa el ideal de enfermería, lo cual desde la formación, tiene que tener inculcado el respeto a la dignidad de la persona solicitante del cuidado. Esto sin duda, nos conducirá hacia una enfermería basada en un cuidado humanizado, que lleve a dar su aporte productivo al reduccionismo de la crisis de deshumanización percibida en el contexto social en general.

Asimismo, Muñoz Devesa Aarón, Morales Moreno Isabel, Bermejo Higuera José Carlos, Galán González Serna José. Realizaron un estudio acerca de **La Enfermería y los cuidados del sufrimiento espiritual.** Facultad de Enfermería, UCAM. Murcia, España. Centro de Humanización de la Salud. Tres Cantos (Madrid), España 2014. En este estudio se propuso describir el sufrimiento humano, propio de la dimensión espiritual, y su cuidado en la Enfermería, pues sin otorgar dichos cuidados, no se podría hablar de holismo. Toda persona sufre, durante el desequilibrio que aflige la enfermedad. De ahí la importancia de dar a conocer qué es el sufrimiento espiritual y la salud espiritual como objetivo a alcanzar con las intervenciones de enfermería. De lo contrario, la persona en su unidad bio-psico-social-espiritual no estaría siendo respetada, no reconociendo su dignidad, al no otorgar cuidados enfermeros globales de calidad, deshumanizando la salud.

No hay que olvidar la repercusión que tiene el sufrimiento espiritual, convirtiéndose en uno de los factores que puede influir en el bienestar de la persona o en el tiempo de recuperación. Todos estos antecedentes son importantes, por cuanto la esencia del cuidado parte de los principios éticos centrado en esa serie de conocimientos muy bien diferenciados, en valores, dedicación y la relación moral de las interrelaciones humanas con el sujeto cuidado. Dichas relaciones se hacen evidentes en el razonamiento ético y en la actuación de la enfermera con respecto a la diversidad, pluralidad para contribuir al fortalecimiento de la propia conciencia y lograr la calidad del Cuidado que se brinda a la persona en forma integral a través de la interacción enfermera (o) persona y no al cuidado exclusivo de una enfermedad.

No obstante, el cuidado humano debe ser visto como un valor, un bien que legitima el actuar, una forma de expresión, de relación con el otro ser y con el mundo, como una forma de vivir plenamente, es un acto, una dimensión ontológica existencial, que se mueve en un proceso de relación, de reciprocidad, de confianza y compromiso afectivo por otro ser humano. Es en estas características específicas del cuidado espiritual, que se relaciona con la generalidad del cuidado humanizado a las personas, sus reflexiones éticas educativas.

Del mismo modo Ruiz Gisela González, Córdoba Haidy Oviedo, Idrobo Luz Marina Bedoya, Peñaloza, Gleinis Benavides, Arvilla Nairobi Dalmero, Ascanio Claudia Vergara realizaron un estudio titulado el **cuidado humanizado de enfermería percibido por familiares de pacientes pediátricos,** usuarios del Hospital Universitario Fernando Troconis de Santa Marta Colombia 2013. En este estudio los autores recalcan que la humanización del cuidado, como elemento primordial en la atención que se brinda al paciente hospitalizado y su familia, debe ofrecerse permanentemente, en especial a este grupo de hospitalizados, debido a vulnerabilidad que los identifica. En el caso de pacientes pediátricos, por su edad y condición de salud, no saben o no se atreven a expresar sus inquietudes relacionadas con la forma como son cuidados.

Diversos autores han efectuado estudios sobre cuidado humanizado. Sin embargo, son pocos referentes teóricos sobre su percepción en familias de pacientes pediátricos, debido a que difícil obtener información a través de ellos. La practica pediátrica en un medio cultural plural que acarrea diversas discusiones por abarcar un modelo de cuidado multidisciplinario con participación de disciplinas médicas y sociales, como forma de respeto por la humanización del cuidado y por la cultura especifica de sus integrantes.

Este estudio concluye que la percepción de familiares de pacientes pediátricos sobre cuidado humanizado fue "medianamente favorable", con la influencia de un factor de confusión que se pudo presentar en el estudio por la poca claridad que muchos familiares tienen en diferenciar las funciones de la enfermera con el resto del equipo de salud.

Al finalizar el estudio, los autores concluyen que la humanización del cuidado es un elemento diferenciador en los profesionales de enfermería, proponiendo incluir con mayor rigor, la formación humanística en la profesión. Por lo que las escuelas de enfermería, además de sus planes de estudios con asignaturas que orienten el desarrollo de un pensamiento filosófico y humanístico, pueden aprovechar las disciplinas antropológicas y sociales, para orientar el accionar desde la praxis, a través de un modelo convergente en el que interactúen enfermeras/os, antropólogos, sociólogos y otras ciencias sociales, como elementos inter y multidisciplinarios en la formación profesional, es especial en etapas avanzadas de sus carreras.

Las conclusiones derivadas de este estudio, refuerzan el criterio de que la educación tiene gran responsabilidad en la humanización del cuidado a las personas, por lo que sus reflexiones éticas educativas más aún cuando esa humanización es dirigida al grupo familiar incluyendo a los integrantes de corta edad. Se hace imprescindible que el cuidador, posea múltiples herramientas para abordar de la mejor forma a los familiares de niños hospitalizados, lograr la interacción productiva que engloba un buen cuidado humano, independientemente de su estatus social, cultura y demás características.

Siguiendo el mismo orden de ideas, se trae a referencia a Bonilla (2010-2011) el cual realizó una tesis doctoral titulada **Actitudes éticas del personal médico, participación de enfermería y la familia en la toma de decisiones humanizadas en pacientes con Limitación del Esfuerzo Terapéutico.** Investigación realizada en las Unidades de Cuidados Intensivos de los Hospitales Eugenio Espejo y Carlos Andrade Marín, Quito Ecuador. Enero 2010 – Julio 2011.

La principal motivación de la autora, estuvo en base a la vivencia en el cuidado directo a pacientes críticos en unidades de cuidados intensivos y en el ámbito de la coordinación y docencia del Postgrado de Enfermería en Medicina Crítica, sustentándose en revisiones bibliográficas con fundamento científico y bioético previo. El hecho de no existir en las Unidades de Cuidados Intensivos de estos centros de salud, lineamientos bioéticos institucionales específicos para la adopción de la toma de decisiones para la limitación del esfuerzo terapéutico, se realiza una propuesta para la aplicación de normativas sólidas base bioética en estas unidades; que lleven a determinar positivamente el quehacer ético y humanizado frente a la limitación del esfuerzo terapéutico, con participación de la familia en la toma de decisiones y en la dignificación de la muerte.

En este contexto, la decisión de restringir o cancelar algún tipo de medidas aplicadas a un paciente en condición crítica, cuando se percibe una desproporción entre los fines y los medios del tratamiento, con el objetivo de no caer en la obstinación terapéutica, responde a la necesidad de humanizar el cuidado, aunque lo realizan sin tomar en cuenta análisis exhaustivo de algunos principios éticos de beneficencia y no maleficencia. Se realiza entonces, este procedimiento bajo lineamientos netamente y eminentemente biologista y de tecnificación, no tomando en cuenta la integralidad de ese ser humano ni la enfermedad como un hecho tan dramático de la vida humana, que pone a prueba tanto la autonomía del enfermo como la no maleficencia del sanitario, la beneficencia de la familia y la justicia de la sociedad.

Se debería por tanto tener muy en cuenta en este tipo de relación humana sentimientos de benevolencia, veracidad, empatía, respeto, espiritualidad, justicia y comunicación adecuada., aplicando el cuidado humanizado a estas personas enfermas que están en atapa final de la vida, la familia debería ser considerada como parte activa de las decisiones, por lo que los profesionales de enfermería y medicina, podrían procurar que los familiares sientan que son importantes y necesarios en la atención al final de la vida de su ser querido, lo cual podría minimizar el duelo por su pérdida.

Finalmente en el estudio, se pudo constatar que el personal de enfermería no se hace partícipe de las decisiones por temor a equivocarse y estar sujeto a críticas y sanciones, debido a que muchos de estos profesionales, no conocen a profundidad los principios fundamentales de la bioética para poder aplicarlos, aunque perciben en este procedimiento trato no individual y hasta deshumanizado, por el abundante sufrimiento previo a la muerte. Tanto del paciente como sus familiares, manifiestan que hay médicos que hacen ensañamiento terapéutico sin tener pronóstico, algunos "se creen Dioses".

Finaliza la autora su estudio, recomendando que los comités de ética tengan participación activa en la asesoría adecuada para la mejor toma de decisiones. Deberá procurar que hoy como ayer el ideal del personal que cuida y cura, no puede ser otro que el del hombre moralmente bueno y a la vez técnicamente diestro en el arte de curar y cuidar a sus pacientes. Al mismo tiempo debe vigilar que la familia sea considerada como parte activa de las decisiones, que sientan que son importantes y necesarios en la atención al final de la vida de su ser querido.

De la misma manera, las instituciones tendrán que propiciar en concordancia con el Comité de Bioética, la creación de una Comisión de Humanización a diferentes niveles, de manera tal que los protocolos que se apliquen, lleven a unificar juicios de apreciación, tomando decisiones por consenso e interdisciplinariamente, involucrando a la familia, respetando decisiones previas, fortaleciendo así el cuidado humanizado que merecen estos pacientes y sus familiares.

Algo muy importante que señala esta autora, es la intención de concientizar especialmente al personal de enfermería, a que se especialice en materia de ética y bioética, lo cual será un aporte significativo que permitirá contar con profesionales preparados en ese ámbito y en la humanización del cuidado, mejorando el trato al paciente en sus últimos momentos de vida, aplicando un protocolo específico y/o criterios de terminalidad.

Esta investigación hace aportes importantísimos en el estudio de humanización del cuidado de las personas, sus reflexiones éticas educativas, ya que durante su análisis reafirma la gran inclusión que tienen los valores éticos en la humanización del cuidado, donde el personal cuidador, en este caso enfermería, debe poseer bien asentados el proceder ético, cuidando la humanidad de quien cuida, siempre en armonía entre sus acciones y el bienestar de la persona cuidada, dejando de lado otras cosas que no sean la beneficencia y no maleficencia. Es importante, que en la formación se recalque el trabajar para mejorar la humanización del cuidado, considerando que como indicadores evidentes de esa problemática, está la nula participación del paciente por su condición y limitada participación de la familia en la toma de decisiones, al igual que de parte del profesional de enfermería, lo que denota escaso trabajo interdisciplinario y en su defecto, cuidado deshumanizado.

En el mismo orden de ideas, Poblette (2009) realizó en Chile la Tesis doctoral titulada **Cuidado Humanizado: percepción de autoeficacia en enfermeras académicas y asistenciales** Se trata de una investigación observacional, de inferencia causal, realizada durante los años 2006 y 2007, con enfermeras chilenas asistenciales y académicas. El objetivo fue determinar percepción de autoeficacia para efectuar cuidado humanizado y la influencia del ámbito institucional donde se desempeñan. Se utilizó el basamento de la Teoría Transpersonal del Cuidado Humano de Jean Watson.

Los resultados globales obtenidos revelaron que el ámbito institucional no es determinante en la percepción de autoeficacia en la mayoría de los aspectos que incorpora el cuidado humanizado. Los resultados mostraron a las enfermeras asistenciales con mayor autoeficacia que las académicas. El modelo biomédico fue considerado un mecanismo adverso que afecta la humanización del cuidado, especialmente en los hospitales.

En conclusión, la percepción similar de autoeficacia para efectuar el cuidado humanizado, en ambos grupos de enfermeras, puede ser considerada, un logro para la profesión y disciplina.

Este resultado, evidencia que las enfermeras chilenas comparten una visión de cuidado humanizado y ético. Lo cual se explica a través de mecanismos sociales que caracterizan a la profesión como alta interacción social, gran sentido de pertenencia e identidad profesional; con inclusión de valores, creencias y deseos que comparten las enfermeras en la enseñanza y práctica del cuidado. Finalmente en los resultados se evidencia, una percepción de autoeficacia humanizada respecto al cuidado, independiente del ámbito institucional en que trabajan las enfermeras/os.

Este estudio sirve de soporte a la presente investigación, por cuanto se efectúa en los centros prestadores de servicio, donde el significado de los usuarios sobre la humanización de la atención es fundamental, debido a que el cuidado humano adquiere realmente una dimensión profunda que va más allá de una simple técnica, de planificar una atención, de recibir un turno o la de una educación rutinaria día a día; es estar ahí con el otro, es compartir sus sentimientos y sus emociones, provocando una transformación que lleva a un crecimiento y a un desarrollo personal tanto a la enfermera/o como al usuario.

Postulados Teóricos

La palabra cuidar de acuerdo al filósofo inglés Kyle (2009), tiene al menos cuatro aceptaciones. En primer lugar significa ansiedad, preocupación, angustia o sufrimiento mental. En segundo lugar también puede significar una preocupación o interés básico por las personas, las instituciones o las ideas que tienen importancia para uno mismo. En tercer lugar, el cuidar es la atención solícita y responsable ante el trabajo. Y por último, el cuidar implica tener un respeto y atender a las necesidades específicas de una persona en particular. Todos estos cuatro significados comparten al menos un elemento en común y este es, una actitud de preocupación.

Del mismo modo, el término *"cuidado"* tiene dos vertientes de significado: por un lado, la percepción de amenaza o peligro frente a algún elemento del entorno; en este caso, "tener cuidado" se refiere a las precauciones para el mantenimiento de la salud y la disminución de un daño potencial. Por otro lado, Montoya (2007) indica que la palabra se vincula con la vigilancia de alguien o algo que se encuentra en situación de vulnerabilidad, es decir, "cuidar de". Este último significado se asocia a la función médica y tradicionalmente, al rol de la enfermería en la atención clínica

Al respecto, Rollo (1999) introduce elementos de la filosofía existencialista en el contexto de la psicología humanista y la ética del cuidado. Frente a la adversidad e insensibilidad del mundo, surge el cuidado como un antídoto a esta apatía. El cuidado es el fenómeno constitutivo básico de la existencia humana, su asimilación requiere el reconocimiento del otro como un ser humano y la identificación con su dolor o su disfrute. Señala, además, que el cuidado de sí mismo precede al cuidado del otro; nadie puede hacerse cargo de la asistencia de otra persona si no tiene unas condiciones básicas que den cuenta de su propio bienestar.

Morse (2000) presenta diferentes conceptualizaciones de cuidado que pueden resumirse en cinco clasificaciones ontológicas: 1) característica humana, 2) un imperativo moral o ideal, 3) afecto, 4) relación interpersonal que abarca sentimientos y comportamientos que ocurren en la relación y 5) acción terapéutica de enfermería.

El concepto de cuidado también tiene dos grandes dimensiones: la primera es la **dimensión emocional**, relacionada con la interacción de los seres humanos. Las cualidades de la enfermera/o, como estar atenta/o, ser cariñosa/o, demostrar interés, mantener informado al paciente y exaltar habilidades del equipo de trabajo durante el proceso de cuidado, promueven sentimientos de seguridad, tranquilidad y bienestar que son interpretados por los pacientes en términos de confort emocional.

La segunda es la **dimensión técnico-científica** y hace referencia a aspectos tangibles como los procesos y procedimientos técnicos que se dan en su contexto. La calidad de esos procesos es preocupación de las enfermeras y tiene por objetivos evitarle complicaciones al paciente durante la estancia hospitalaria, garantizar su seguridad, disminuir su estrés y contribuir al máximo con su bienestar.

Algunos autores consideran el cuidar como la esencia y el núcleo central de la enfermería. Leininger publicó esta idea en 1977 y continuó con este tema en la década de 1990 (Leininger ob.cit.). Además, en diversas revistas de enfermería se publicaron artículos sobre el cuidar, pero hasta las décadas de 1980 y 1990, no se empezó a desarrollar gran cantidad de bibliografía crítica sobre el cuidar y la ética del cuidar, mucho menos, a examinar de nuevo y extensamente el antiguo valor fundamental en enfermería. Para tal efecto, esto retardó en gran manera el crecimiento cognitivo del cuidado aportado en las aulas de clase.

Las ideas expuestas, conducen a deducir que los profesores de la carrera de enfermería, no pueden seguir evitando el tema de la ética de cuidar. Una pregunta importante para todo el profesorado de enfermería es:

¿Puede enseñarse a cuidar? Una de las respuestas es que sí, que puede enseñarse a cuidar. Pero una cosa es enseñar a cuidar en tanto que concepto y otra diferente es enseñar a las personas a ser cuidadores. Enseñar lo primero, el concepto, no entraña dificultad, pero lo segundo puede ser algo difícil. Desde luego, esto depende de cómo definamos el cuidar y en donde lo situemos dentro del amplio cuerpo de conocimientos. En tal sentido, Watson (2002) defiende que sí se puede enseñar a cuidar.

La autora elabora una lista de factores cuidadores como la construcción de un sistema de valores humanísticos y altruistas, cuyo desarrollo empieza en la infancia compartiendo valores con los padres.

Varias autoras sugieren, que el cuidar se basa en valores humanísticos y en comportamientos altruistas, que se desarrollan a través del examen de puntos de vista personales, de las creencias, de la interacción con otras culturas, de las experiencias de crecimiento personal, que se pueden enseñar y aprender.

Se hace necesario desglosar también la palabra ***humanizar,*** cuyo origen exacto se ignora, tiene una connotación de cercanía, afabilidad, humildad (humus=tierra). Llanes (2007), plantea que pudiera ser que la palabra se originara entre los siglos III y VI, añadiendo el sufijo latín –izare, aunque su reafirmación es muy probable que parta del siglo XV, en pleno apogeo humanista, desde su doble aspecto de interés por el ser humano y por las letras clásicas.

Los diccionarios actuales recogen sobre todo el significado de "hacer a uno humano, familiar y afable", refiriendo los significados de sensibilidad, compasión por las desgracias de los semejantes, benignidad, mansedumbre, afabilidad, abajamiento, caridad, generosidad, nobleza, cortesía, indulgencia, cordialidad, misericordia, consideración, bondad, entre otros. Humanizar, dice otro diccionario, es "hacer una cosa más humana, menos cruel, menos dura para los hombres" (Llanes ob.cit)

Trasladando estas referencias que proceden del estudio de la palabra humanizar al mundo socio-sanitario y del sufrimiento, nos damos cuenta que hay una gran relación entre su significado y los valores más nobles de la relación terapéutica. Lejos de reducirse a adoptar una serie de medidas protocolizadas para eliminar las consecuencias negativas de la masificación y tecnificación de la asistencia, constituye un compromiso ético que impregna todo el ser y el hacer de los profesionales socio-sanitarios.

Originariamente, se podría decir que no habrá ningún buen resultado de cualquier iniciativa o de plan de humanización, que no esté inspirado y movido por los valores genuinamente humanos a los que se refiere etimológicamente la palabra. En efecto, discutir sobre humanización es hablar de relación porque el ser humano es un ser social, quien en el mundo socio-sanitario de la salud y del sufrimiento, es una persona vulnerable, pero en su globalidad, en su dimensión física, intelectual, emotiva, social y espiritual.

Sobre la base del contexto en estudio, Benavent (2002) establece que enfermería como ciencia del cuidado, constituye un sistema que implica tanto el saber como el arte, con habilidades definidas y propias, que demuestran actitud favorable enriquecida de valores y conocimientos epistémicos, así como una práctica que se gesta intelectualmente, donde la formación que recibe tiene gran inherencia para satisfacer las necesidades que impone el cuidado del hombre y su entorno dentro de un mundo en constante cambio, basado en cualidades muy especiales.

Bajo esta perspectiva, el cuidado humanizado hacia las personas, implica que el ser humano jamás ha de ser tratado como un medio u objeto, pues es un ser pensante, libre y autónomo, por consiguiente es una persona cuya dignidad hay que respetar y tratar éticamente, independientemente de sus rasgos físicos, psíquicos o sociales y del grupo cultural al que pertenezca. Por lo tanto, el cuidado como valor moral, representa el ideal de enfermería por mantener el respeto a la dignidad de la persona solicitante del cuidado.

Al mismo tiempo, se enfatiza el sentido axiológico en la toma de decisiones éticas para ejecutar acciones cuidadoras. Como relación interpersonal, el cuidado favorece la interacción significativa entre persona cuidada y persona cuidante, incorporándose: conocimientos, sentimientos, responsabilidades, opiniones, actitudes, acciones, con lo que se demuestra preocupación e interés. El cuidado como afecto significa la dedicación afectiva y efectiva del profesional de enfermería, para proporcionar la ayuda a la persona que necesita ser cuidado.

Enfermería como profesión de naturaleza social, responsable del cuidado humano, intenta que su personal, bajo una óptica humanista, ayude a la persona solicitante del cuidado a reforzar potencialidades y/o minimizar desequilibrios en su estado de salud, por ello reconoce al ser humano como un ser complejo, misterioso, estructurado por diversas dimensiones que van de lo orgánico a lo espiritual, de lo tangible a lo intangible; con inclusión del aspecto social e histórico, que lo define como un ser de interrelaciones permanentes consigo mismo y el mundo.

Bajo esta perspectiva, en enfermería, se procura reconocer que la persona cuidada es una entidad única, poseedora de atributos: conciencia, intelecto, dignidad, emociones, sentimientos y saberes, por lo tanto, el cuidado en enfermería asume una dimensión humanista y comprensiva del ser, cuya subjetividad está estructurada por sus vivencias y significados, sentimientos, emociones, intuiciones, razonamientos.

Por consiguiente, algunas de esas cualidades serían: creatividad para construir permanentemente la profesión, fuerza para mantenerse frente al dolor de otros, imaginación crítica para adaptar a la organización de los servicios de salud, un entorno favorecedor del cuidado de las personas y por último preparación, talento científico, técnico y humano, para enseñar, ayudar a suplir las necesidades del cuidado de cada individuo como ser único e incorporarlo a su entorno como ser biosicosocial.

Además, el enfermero/a tiene que estar formado/a para coordinar e integrar activamente las tareas del equipo de salud, basándose en una capacidad reflexiva y en una relación personalizada sustentada en una metodología humanística integral, producto por sobre todas las cosas, a su formación ética, a la solidaridad en el servicio a los demás, así como también en su sentido de justicia propiciando como un todo aquellos cambios que la sociedad requiera en el campo de la salud.

Desarrollando la ética del cuidado desde la formación

El hablar de humanización lleva consigo la particularidad de que los seres humanos son únicos e irrepetibles, por lo tanto, se deben tener en cuenta las individualidades para la atención; de acuerdo con Trevizan *et al.* (2003), el profesional de enfermería es el responsable de gerenciar la atención a las personas con apoyo sustancial en la propuesta con visión humanista

Vinculado a los conceptos de humanizando el cuidado, la formación, el profesionalismo, Davis (2005), detalla el cuidar como concepto que anteriormente estaba relativamente poco desarrollado, no se había explicado claramente y a menudo no se le daba importancia en el ejercicio de la enfermería.

En 1997, una serie de autoras llevaron a cabo un análisis de contenidos sobre el cuidar (McCance, McKenna, Boone 1997), concluyendo que este término se podía tomar como un valor de la práctica de enfermería. En el desarrollo de este valor fundamental, el problema de su definición va más allá, es un amplio concepto que podría incluir un conjunto de comportamientos basados en el interés, la compasión, la preocupación, el cariño, el afecto, el compromiso con la persona, el ser cuidadoso y estar atento a los detalles, el responder con sensibilidad a la situación en la que se encuentra el otro, el escucharle y mirarlo a la cara.

La ética es considerada según Castillo (2000):

> Como aquella cualidad o característica de los sujetos, de las acciones o de las instituciones atribuidas y preferidas, seleccionadas o elegidas de manera libre, consciente, que sirven al individuo para orientar sus comportamientos y acciones en la satisfacción de determinadas necesidades. (p.33)

En sentido humanista, se entiende por ética lo que hace que un individuo sea tal, sin lo cual perdería la humanidad o parte de ella. Por su parte, el valor se refiere a una excelencia o a una perfección. Por ejemplo, se considera un valor decir la verdad y ser honesto; ser sincero en vez de ser falso. La práctica del valor desarrolla la humanidad de la persona, mientras que el contravalor lo despoja de esa cualidad.

Es así como las normas y comportamientos de las enfermeras/os en la práctica, obedecen a postulados que han surgido de diversas posturas ideológicas en las sociedades a través del tiempo. De manera que el ejercicio de la enfermería ha tomado poco a poco un estado social, que ha cambiado en la historia y ha tenido relevancia, declinación y ajuste que en la actualidad está definido por las normas legales institucionales y sociales.

Al respecto, Balderas (2010) aporta que existen varios enfoque de la éticas en las ciencias de la salud, entre las cuales cabe destacar: *El enfoque cristiano*: la práctica de enfermería debe ajustarse a lo que la religión considera es para los mortales (conducta moral) respetando siempre los limites. *Enfoque moralista*: el compromiso y auxilio al usuario. *Enfoque del valor*: determina el valor moral del comportamiento humano. Es por ello, que los profesionales de la enfermería tienen un desarrollo acorde a las convicciones y virtudes, que se obtiene con la orientación de sus estudios y el enfoque formativo, así como el ejercicio de su práctica.

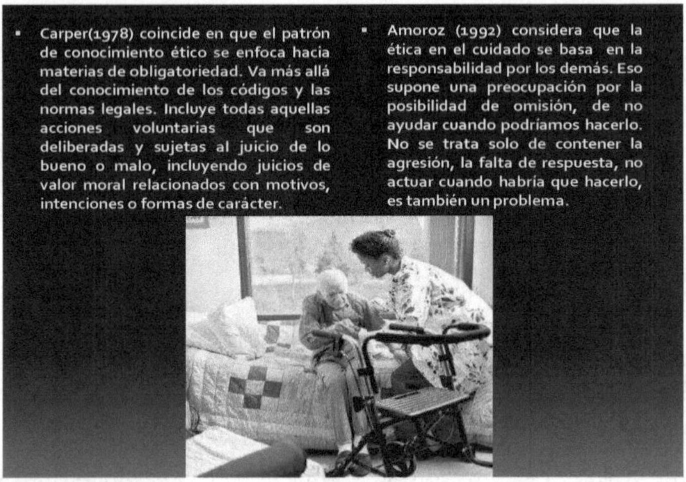

Representación visual 1. *Enfoques teóricos de formación ética para el cuidado humanizado.* Creación propia.

Por consiguiente, los valores ético-morales, que han de exhibir los profesionales de la salud, pueden definirse como la significación positiva para la dignidad humana, para la satisfacción de necesidades de nuestra especie y la práctica social, en un sentido amplio; en un sentido estrecho, conjunto de elementos psicológicos, que a través de su participación en la autorregulación de la conducta y en la propia corrección de los mecanismos de autorregulación, hacen posible la adaptación de los diferentes niveles de integración en los que está presente el ser humano.

Principios Éticos Fundamentales

Son necesarios para el apego y desempeño correcto en todas las intervenciones de enfermería, encaminadas a restablecer la salud de los individuos, basadas en el conocimiento mutuo y con respeto de la dignidad de la persona que reclama la consideración ética del comportamiento de la enfermera.

En base a lo conocido de los principios éticos universales, de las ciencias de la salud, como la beneficencia, no maleficencia, justicia y autonomía, existen otros muy relevantes a la humanización del cuidado. Estos son:

Privacidad.- El fundamento de este principio es no permitir que se conozca la intimidad corporal o la información confidencial que directa o indirectamente se obtenga sobre la vida y la salud de la persona. La privacidad es una dimensión existencial reservada a una persona, familia o grupo.

Fidelidad.- Entendida como el compromiso de cumplir las promesas y no violar las confidencias que hace una persona. Las personas tienden a esperar que las promesas sean cumplidas en las relaciones humanas y no sean violadas sin un motivo poderoso. No obstante, a veces pueden hacerse excepciones, cuando el bien que se produce es mayor que el cumplimiento de las mismas o cuando el bienestar de la persona o de un tercero es amenazado; pero es importante que estas excepciones las conozca la persona al cuidado de enfermería.

Veracidad.- Se define como el principio ineludible de no mentir o engañar a la persona. La veracidad es fundamental para mantener la confianza entre los individuos y particularmente en las relaciones de atención a la salud. Por lo tanto, las enfermeras/os tienen el deber de ser veraces en el trato con las personas a su cuidado y con todo lo que a ella se refiera.

Confiabilidad.- Este principio se refiere a que el profesional de enfermería se hace merecedor de confianza y respeto por sus conocimientos y su honestidad al trasmitir información, dar enseñanza, realizar los procedimientos propios de su profesión y ofrecer servicios o ayuda a las personas.

Solidaridad.- Es adherirse con las personas en las situaciones adversas o propicias, es compartir intereses, derechos y obligaciones. Se basa en el derecho humano fundamental de unión y asociación, en el reconocimiento de sus raíces, los medios y los fines comunes de los seres humanos entre sí.

Tolerancia.- Este principio hace referencia a admitir las diferencias personales, sin caer en la complacencia de errores en las decisiones y actuaciones incorrectas. Para acertar en el momento de decidir si se tolera o no una conducta, la enfermera debe ser capaz de diferenciar la tolerancia de la debilidad y de un malentendido respeto a la libertad y a la democracia.

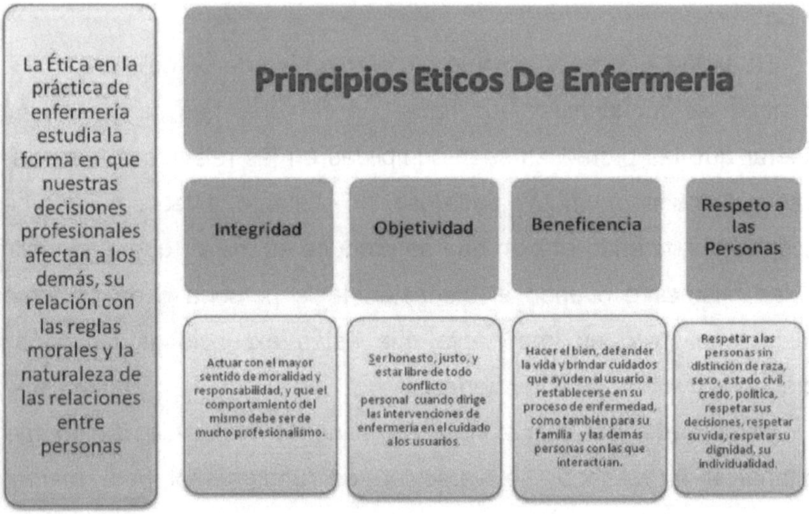

Representación visual 2. *Principios éticos de Enfermería*. Adaptación de la autora.

Visión Filosófica de la Teoría del Cuidado Humano

La principal creadora de esta teoría es Jean Watson (1999); su supuesto se basa en que la práctica del cuidado está centrada en la enfermería, porque éste personaje es el que acompaña al individuo que lo amerita en su práctica del cuidado. Un individuo debe ser acompañado en las fases de toma de decisiones y no sólo ser un receptáculo de información. El acompañar es necesario para que paulatinamente, éste descubra cómo, desde una situación particular, puede encontrar la mejor solución desde su propia realidad. Es enfermería entonces, quien debe focalizarse en un acompañar sensible pero responsable, basado en el conocimiento y en la práctica de una actitud terapéutica.

Por su parte, Watson (ob.cit), también realizó referencia en la formación *"humanista-altruista en un sistema de valores"*. Ella en su teoría, asume que el "día a día" de la práctica profesional requiere que la enfermera/o evolucione en su desarrollo moral. Es importante una acabada reflexión sobre el propio desarrollo moral, ya que es la única forma de comprender los sistemas morales ajenos.

Además de ello, el sistema de valores en que tiene que fundamentarse, debe también combinarse con el conocimiento científico que guía la acción de la enfermera, pero sin olvidar que los conocimientos científicos por sí solos no ayudarán a la relación con otros. Cuidamos a seres humanos diferentes y únicos; no es posible elegir sólo cuidar a aquellos que concuerdan con nuestro sistema de valores, raza, clase social, generación. Por lo tanto, Watson integra el cuidado con la ecuanimidad, esto requiere de un desarrollo evolutivo moral, no sólo de un desarrollo del conocimiento.

Otro elemento que trasciende, es el referente a la sensibilidad. Conductas de evitación, que tienden a ser habituales, como el temor a enfrentarse al paciente que va a morir, la aprensión a contestar preguntas, enfrentar situaciones de duelo y dolor, son conductas habituales que están presentes en el día a día de la labor de enfermería.

Es por ello que el practicar la sensibilidad hacia sí mismo y los otros, adquiere relevancia. Watson destaca que esta sensibilidad se ve reforzada por la formación valórica-axiológica. El cultivar un desarrollo evolutivo moral debe ser tan importante como mantenerse al día en las técnicas y conocimientos. El desarrollo de la sensibilidad forma parte de un ser auténtico, honesto, que no teme develar su rostro ante la vulnerabilidad y el dolor.

En resumen, humanismo es atender al ser humano en general, demostrando valores; se enfoca al ser humano integralmente, generador de vida, libre de implicaciones culturales y religiosas. Monti (2009) destaca que estamos situados en un horizonte donde la vida humana ha sido objeto de ultrajes sin precedentes, donde la idea de que el "Hombre" es cosa sagrada para el hombre, carece de sentido. Por ello, a esa corriente del humanismo de nuestro tiempo, se le ha calificado de humanismo inhumano. La enfermera/o debe conocer sus propias condiciones, tanto personales como profesionales, que repercuten en otorgar un cuidado no satisfactorio para la persona.

Watson (ob.cit) recalca que el cuidado requiere de un compromiso moral, social, personal y espiritual de la enfermera/o consigo misma/o y con otros humanos, para preservar la humanidad, debe estar en equilibrio con su mente cuerpo y alma. Es establecer un compromiso con el mantenimiento de la salud de las personas en sus contextos de vida, en los momentos de enfermedad y en las situaciones de muerte. Se debe saber quién es el otro, sus necesidades, limitaciones, fortalezas, que conducen a su crecimiento. Los cuidados otorgados deben asegurar a la persona que se está haciendo todo lo posible para preservar su vida, deben proporcionar confianza y al mismo tiempo compañía.

Para el desarrollo de todas estas cualidades, la relación interpersonal individuo/enfermera(o) tiene gran inherencia, es ahí donde la inserción de la teoría humanista *Psicoterapia centrada en el Cliente* de Carl Rogers, se hace evidente para el cuidado humano, éticamente hablando. (Rogers citado por Urra 2011).

Este filósofo, se dedica a investigar cómo las relaciones interpersonales provocan cambios en la gente y qué características debe tener la relación terapéutica (que al fin y al cabo, no es más que una relación entre dos personas) para producir los cambios que interesan. Rogers fue quizás, el primer autor que intentó estudiar de forma objetiva el tema de la eficacia terapéutica, buscando establecer conclusiones a razón de que "si se dan estas características de la relación interpersonal, entonces ocurrirán cambios terapéuticos en esta dirección".

En este sentido, estas teorías se relacionan con la presente investigación, en razón de que para que el cuidado sea eficaz, la relación interpersonal entre el individuo necesitado de cuidado y el cuidador enfermero/a, debe desarrollarse dentro de un clima de respeto, solidaridad, conocimiento, responsabilidad, entre tantos valores que tiene que poseer el enfermero/a responsable del cuidado. Rogers admite y previene que a medida que nos alejamos del foco terapéutico de la teoría, la posibilidad de cometer errores, va en aumento. Esto quiere decir que si no hay un buen enlace entre lo que se tiene que hacer y la parte de contacto humano, se corre el riesgo del cuidado inhumano o deshumanizado.

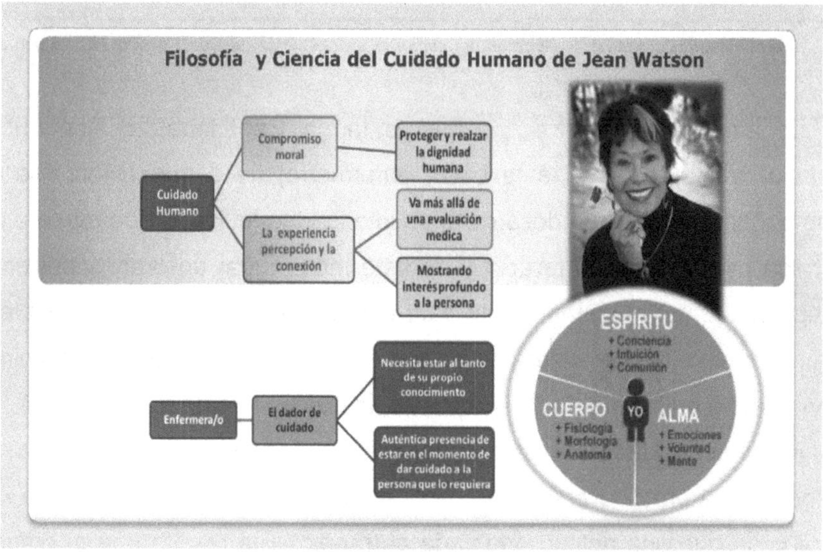

Representación visual 3. Filosofía del cuidado humano de Watson. Elaboración propia

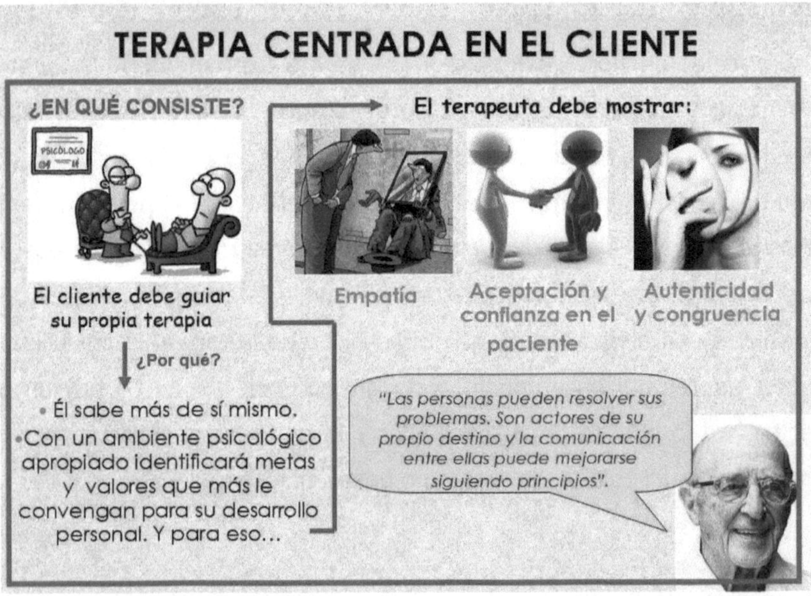

. **Representación visual 4**. *Psicoterapia centrada en el Cliente* de Carl Rogers. Adaptación de la autora.

Lo anterior se explica, en que la teoría Rogeriana, recalca que el cuidador terapéutico (en este caso, enfermería) tiene que esforzarse por acompañar al individuo a desarrollar su interioridad (cuidado), de manera que se haga partícipe de su terapia y de este modo jugar un gran papel en su recuperación. Lo más importante para la enfermera/o no es el cumplimiento de un fármaco, sino el estar presente, entender su dolor y al este disminuir, acompañarlo en la celebración de triunfo, metafóricamente hablando.

Resumiendo las dos teorizantes, Watson entiende el cuidado como la esencia de la práctica enfermera, pero el cuidado entendido como una idea moral más que una actitud orientada al trabajo. Ella resalta que el enfoque fenomenológico de Carl Rogers, con su visión de que las enfermeras están para entender y no para manipular y controlar a los pacientes, influyó sobremanera en un momento en que esta "clinicalización" se consideraba la norma. Considera también esencial una base sólida en humanidades para el proceso de cuidado holístico.

Otra interesante teoría es la Mariner Leininger llamada *Teoría Transcultural*. Esta teoría procede de la antropología y la enfermería. Esta filósofa, define a la enfermería transcultural como una de las grandes áreas de ésta disciplina, que centra el estudio de las diferentes culturas del mundo, desde el punto de vista de sus valores asistenciales, de la expresión, convicciones sobre la salud y la enfermedad, la conducta, con el propósito de desarrollar una base de conocimientos científicos y humanísticos que permitan una práctica de la atención sanitaria específica de la cultura (Leininger 1994).

El objetivo de la teoría transcultural consiste en suministrar una asistencia coherente con el entorno cultural, para lo cual, la enfermera/o debe esforzarse para explicar el uso y el sentido de la asistencia, de forma que los cuidados, valores, creencias y modos de vida culturales, suministren una base precisa y fiable para la planificación y puesta en marcha eficaz de una asistencia específica (Ibarra, Mendoza, González 2006).

Afirma Leininger que la asistencia es la esencia de la enfermería y el rasgo predominante, distintivo y unificador de esta disciplina. Sin embargo, existe un conjunto de elementos como choque cultural o ceguera cultural, imposiciones y etnocentrismo, que influyen de forma notablemente negativa en la calidad de cuidados que prestan los profesionales de enfermería a sus pacientes de otras culturas.

A continuación a representación visual 5 con la teoría de cuidado transcultural de Mariner Leininger.

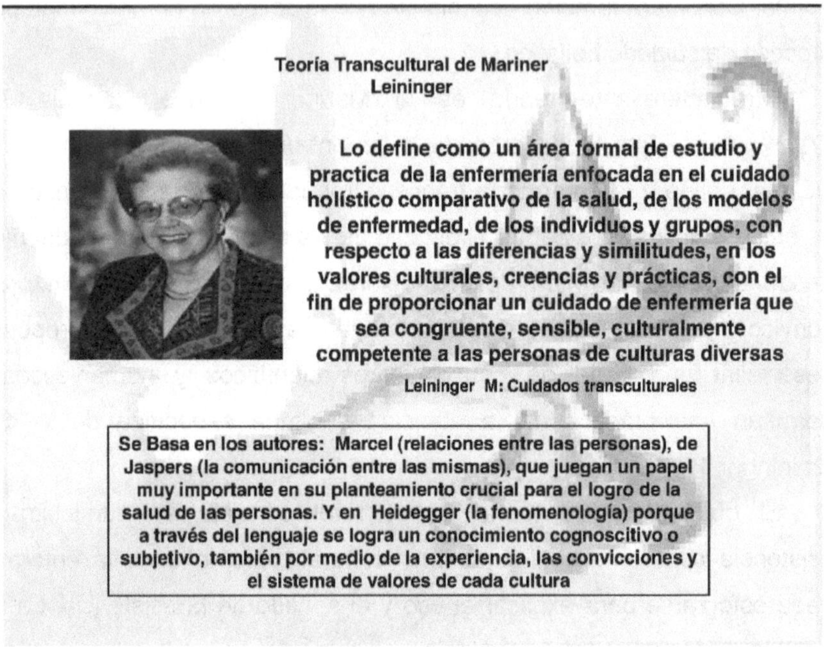

Representación visual 5. Teoría de Cuidado Transcultural de Mariner Leininger. Elaboración propia.

En el mismo orden de ideas, Morse (2000) cita como ejemplo el constructo teórico de Leninger, en el cual reitera que tener la necesidad de ser cuidado es una característica vital para la supervivencia humana, los humanos son seres que reciben y dan cuidado. En el ser humano se encuentran los atributos comportamentales de cuidado.

En este sentido, la definición del concepto de cuidar se extiende desde la categoría de la característica humana de cuidar hasta la intervención terapéutica del cuidado, donde cada una de estas categorías de cuidar y las interrelaciones entre ellas, tienen su fundamentación en los valores, principios éticos y bioéticos.

Es por ello, que la enfermería como profesión está orientada hacia el servicio y al establecimiento de relaciones de ayuda, centradas en el ser humano, que por medio de un proceso interactivo, reciproco, inter subjetivo de influencia mutua de valores y creencias, se desarrolla el cuidado; para trascender en la enfermera (o) que cuida y en la persona cuidada. Este proceso descrito, denominado interacción enfermera-persona enferma, tiene implicaciones éticas y legales. Por ser la ética la ciencia filosófica que estudia los actos humanos, con la connotación de buenos, malos y legales por el deber de cumplimiento. Por ejemplo, la Ley del Ejercicio Profesional y la Constitución Nacional de la República.

Cabe destacar lo expresado por Bolívar (2009), quien reafirma que el cuidado realizado por enfermería, como toda actividad humana, tiene connotaciones éticas, morales y bioéticas que se sustentan en los principios y valores, que permiten analizar, discernir para percibir y decidir qué es lo que está bien, lo que es correcto y justo, lo equitativo, la libertad, autonomía y bienestar de la persona que se cuida, de allí a que el cuidado de enfermería se dé en una interacción dialógica, que crea a partir de la confianza, creciendo con el respeto, el afecto y sustentándose en los valores de las personas involucradas.

Del mismo modo, Escribar, Pons, Cárdenas, Echegaray, Fernández (2004) refieren que hoy en día, la interacción de la enfermera (o) con la persona cuidada, está severamente afectada por los avances tecno-científicos y por los cambios en la práctica del cuidado de la salud, los cuales han ocasionado innovaciones en los roles, en las funciones de la enfermera(o) siguiendo el tecnicismo como base de su atención, propiciando la deshumanización en el cuidado. De allí, que como los avances en el conocimiento son positivos, urge la valoración del ser humano como esencia del cuidado, utilizando la bioética, como ciencia equilibradora en el hacer por la vida, la humanidad y el planeta, propiciando así el verdadero cuidado humanizado de las personas.

Etimológicamente, Grupo de Cuidados (2007) utiliza el término de origen bio: vida y ethos: ética, significa la ética de la vida, se trata de un principio de responsabilidad de los seres humanos con la vida y se sustenta por el estudio sobre las ciencias de la vida. La Enciclopedia de Bioética (2010) define este término como el estudio sistemático de la conducta humana en el área de las ciencias de la vida y atención a la salud, en tanto que dicha conducta es examinada a la luz de los valores y principios morales. Todas las situaciones y los fenómenos inherentes a la bioética son prácticamente los resultados de los avances de la tecnociencia y el nacimiento de posiciones ideológicas pluralistas acerca de la vida.

En este orden de ideas, la enfermería y la bioética en la praxis, se fusionan para convertirse en inter y transdisciplinarias. Acercándonos al concepto de interdisciplinariedad, en la enfermería y la bioética, destacan Smimov (2009) hay cierta razón de unidad, de relación, de acciones reciprocas entre la persona que cuida y la cuidada, interpretaciones entre diversas ramas del saber llamadas disciplinas científicas (biología, química, ciencias sociales). Existe también según Nicolesm (2009), la transferencia de una disciplina a otra, ejemplo, la aplicación de los principios de beneficencia, autonomía y justicia de la bioética en los procedimientos del cuidado a las personas.

Cabe resaltar, que la ética del cuidado se basa en la comprensión del mundo como una red de relaciones, en la que nos sentimos inmersos y de donde surge un reconocimiento de la responsabilidad hacia los otros. Para ella, el compromiso hacia los demás se entiende como una acción en forma de ayuda. Una persona tiene el deber de ayudar a los demás; si vemos una necesidad, nos sentimos obligadas a procurar que se resuelva. La ética del cuidado tiene que ver con situaciones reales, tan reales como las necesidades ajenas, el deseo de evitar el daño, la circunstancia de ser responsable de otro, tener que proteger, atender a alguien. La moralidad como compromiso deriva precisamente de la certeza de que el bienestar, e incluso la supervivencia, requieren algo más que autonomía y justicia: el reconocimiento y cumplimiento de derechos y deberes.

Los Valores y la Enfermería

Los valores son guías que dan determinada orientación a la conducta y a la vida de cada individuo y a grupos sociales. La identidad profesional se configura a través de los valores y actitudes adoptadas por un colectivo, que junto al conocimiento abstracto y habilidades, realiza especificando su aportación profesional a la sociedad. Estos son también, el conjunto de reglas de conducta, de leyes juzgadas conforme a un ideal, para una persona o colectividad. Ellos representan una forma de vivir, están relacionados con la identidad de la persona, con el medio y para la reflexión.

Un valor según Poletti (ob.cit.) es una toma de posición relacionado a cualquier cosa, experimentado a través de comportamientos, sentimientos, conocimientos y acciones. Todas las personas tienen unos valores que les guían, ligados con aspectos culturales y vivencias personales, aunque las diversas trayectorias individuales, sociales o profesionales, las diferencia de informaciones percibidas por cada uno, entre otros aspectos, conducen a tener diferentes percepciones del mundo.

Al respecto, Guédez (2010), relaciona la axiología con los valores que actúan como principios rectores de la conducta, ya que a la ética, le interesa analizar los valores morales como justicia, honestidad, bondad, fidelidad, entre otros y para ello encuentra sustento teórico en la axiología o ciencia filosófica de los valores que estudia su carácter general, tratando de llegar a su sentido o esencia.

En ese sentido, hablar de valores hoy, conduce inevitablemente hablar de humanización, debido a su carácter positivo, ayudando a las personas a humanizarse. Nos humaniza todo aquello que confiere al yo una doble dimensión: hacia la interioridad y hacia los demás.

Ramió (2005) relata que *los valores de la profesión enfermera* ayudan a construir la identidad; son valores íntimamente unidos al cuidar. Cuidar tiene en sí mismo un valor intrínseco, los cuidados son indispensables para la supervivencia, tienen un carácter universal y están ligados a las actividades de la vida cotidiana, esto hace que solo se valoren cuando la propia persona no puede por sí misma realizarlos.

Algunos autores reflexionan sobre los valores inherentes al cuidar y a la práctica enfermería; llegan a identificar valores y actitudes que en sí mismos no difieren de los que se describen, porque cuidar es una forma de interacción interpersonal, donde se articula la transmisión de determinados valores, como el trabajo en equipo, orientación a la persona, participación, apertura y calidad.

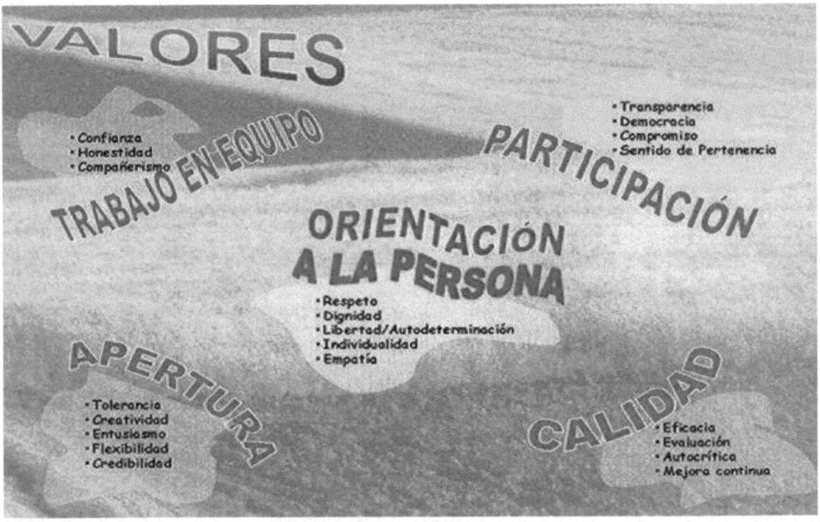

Representación visual 6. *Valores específicos de la práctica del cuidado de enfermería*. Adaptación de la autora.

Esta representación visual complementa lo dicho anteriormente, derivado de que los valores son cualidades que le atribuimos a las cosas, a los hechos o a diferentes aspectos de la vida que los hacen ser importantes, valiosos, necesarios y permiten elevar el espíritu humano. Existen múltiples formas de enunciarlos, sin embargo el concepto es el mismo; es todo aquello que permite darle significado a la vida humana, que produce estima o admiración; es un modo específico de conducta dentro de otras posibles formas de comportamiento; son supuestos o estándares normativos que influyen en las preferencias y acciones de los seres humanos.

La American Association of Colleges Of Nursing identifica los valores esenciales de la profesión enfermera: *Estético, Altruismo, Igualdad, Libertad, Dignidad Humana, Justicia y Verdad* (AANC 1995).

(1) *Valores Estéticos*: Adaptar el ambiente para que cause bienestar a las personas. Crear un ambiente de trabajo agradable. (2) *Valor Altruista*: Prestar toda la atención a las personas enfermas al dar los cuidados. Ayudar a otro personal a proporcionar cuidados. (3) *Valor de Igualdad*: considerar que las personas tienen los mismos derechos, privilegios o estatus. Actuar recíprocamente con otros proveedores sin discriminación.

(4) *Valor de Libertad*: licencia de la persona a negarse al tratamiento. Soporte al dialogo abierto de problemas en la profesión. (5) *Valor de la Dignidad Humana*: Resguardar el derecho a la privacidad de la persona. Mantener la confidencialidad del paciente. Tratar a otros con respeto. (6) *Valor de la Justicia*: considerar los principios morales y legales inherentes a las personas. Actuar como abogado de la salud-cuidado. Asignar los recursos con justicia. (7) *Valor de la Verdad*: se mantiene fidelidad al hecho o realidad. Participar de los esfuerzos profesionales para proteger al público de la desinformación sobre el cuidar

Así como estas organizaciones, otras como e*l Consejo Internacional de Enfermeras* (CIE), en el año 1953 describe el primer *Código Internacional de Ética* para enfermeras. Según la última revisión 1994, se señala, a través de las normas de conducta ética, los valores y actitudes que guían la profesión. Muestra los valores de las enfermeras/os en relación con: las personas, los compañeros de trabajo y el respecto a la práctica profesional.

Del mismo modo, Mayeroff (2000), enuncia siete componentes del cuidado, los cuales son valores en sí de la persona que cuida y la cuidada: se refiere al *conocimiento* relacionado a la persona de una manera holística con sus necesidades, potencialidades y limitaciones; otro muy importante es la *paciencia,* esperar positivamente los acontecimientos.

En este componente está inmersa la *tolerancia* que es una expresión de respeto por el otro. La *sinceridad* referida a no mentir, ser veraz, no prometer lo que no se va a cumplir. Ser *digno* de crédito, ser auténtico. El componente *confianza* implica que el profesional de enfermería confíe en su propio crecimiento y en el del otro. También la *humildad* está presente como componente del cuidado en diferentes formas.

Del mismo modo, aceptar el crecimiento del otro, aceptarme a sí mismo, sin pretensiones, sin querer demostrar falsas molestias o sensibilidad extrema durante el proceso de cuidar. Otro aspecto, es la esperanza de que acontezcan hechos que presenten que el otro crece también a través del cuidado que le proporciono; sembrando esperanza en las posibilidades de prevención, curación y rehabilitación, creyendo en el crecimiento personal y en el del otro.

Todo lo descrito, se logra cuando se asigna mayor importancia a la motivación y deseo permanente de hacer lo correcto y que se actúe bien por convicción y motivación interior, no por lineamientos, indicación de supervisores, jefes de equipo, ni por exigencia de estímulos o sanciones. Se logra por el deseo de actuar bien, porque así lo siente en conciencia, no por imposición.

Todo lo anterior, me lleva a estar convencida que una enfermera/o con valores bien definidos, no es sólo una persona con uniforme blanco; sino también quien comprende las necesidades y sentimientos de su persona cuidada, que su mayor ganancia y sentido gratificante, no es solamente lo remunerativo, sino las palabras de gratitud, las muestras de afecto, las lagrimas derramadas de los ojos de una persona agradecida y muchas otras actitudes más.

Formación en ética para la humanización del cuidado

Implicaciones de la docencia

La educación, es la base para que todo ser humano se desarrolle intelectualmente. El proceso de enseñanza aprendizaje inicia con el surgimiento de la vida misma, donde las bases para que se desarrolle cualquier proceso en la atención a la salud, comienza a partir de la integración de conocimientos que fundamentan las acciones, la experiencia clínica obtenida y el planteamiento de los objetivos que se quieren alcanzar. En este sentido, en el área de la salud, enfermería se ha caracterizado como una profesión comprometida con la educación.

Si se asume el hecho de que la educación no es el mero aprendizaje de contenidos teóricos y de ciertas habilidades manuales, sino que abarca el desarrollo de toda la persona, se debe entender que el objetivo esencial del proceso educativo es la conformación de una "personalidad ética". De este modo, la persona asume como tarea esencial de la propia vida el desarrollarse plenamente como ser humano.

Por esta razón, la tarea educativa se debe orientar a ayudar a cada estudiante a descubrir y asumir el propio sentido de la vida y a desarrollar al máximo, todas sus potencialidades de crecimiento en forma armónica y ponderada. Del mismo modo, para contribuir a estructurar una personalidad ética, se requiere de estrategias pedagógicas que lleven a compartir con la persona en formación, sus expectativas y valores, con aquellos que el desempeño de su futuro trabajo espera de él o ella.

Para Boff (2010), cuidar significa investir corazón, afecto y subjetividad de la sensibilidad. Son valores que se pueden apreciar y símbolos que se tienen que descifrar. Cuidar significa implicarse con las personas y las cosas, darles atención, colocarse junto a ellas, sentirlas dentro del corazón, entrar en comunión con ellas, valorizarlas y comprenderlas en su interioridad. Por el hecho de ligarnos afectivamente con las personas y las cosas, nos preocupamos de ellas y sentimos responsabilidad por ellas.

Por esta razón, se hace necesario el fortalecimiento profesional con respecto a la sensibilización del tema de la ética, mediante el análisis de dilemas y la reflexión. También es importante que el estudiante se prepare para el abordaje de temas como: la sensibilización ante el conflicto, los problemas sociales, los derechos humanos, la reconciliación, la atención a víctimas y los principios de equidad y justicia.

Es importante que la enseñanza de la ética contemple el contexto cultural, social, los principios y valores éticos en la formación como cuidadores. Lo anterior se puede lograr a través de la coherencia entre la teoría, la práctica y el uso de las nuevas tecnologías, sin olvidar el cuidado competente e individual, el trato afectivo, la sensibilidad, la confidencialidad y la proximidad de orden ético, lo cual exige gran dominio de la comunicación.

Del mismo modo Sepúlveda, Niño (2010) plantearon, que se debe conocer los aspectos legales y las normativas relacionada al tema, de manera que le permita al estudiante apropiarse de los derechos y deberes de los pacientes y de esta forma, evitar vulnerarlos al actuar, como se ha venido mencionando a través del análisis, desde los principios y valores éticos.

Se observa también la necesidad de revisar los perfiles de los egresados, a manera de cerciorarse de que respondan a las necesidades sentidas de la sociedad y en particular, a las necesidades de las personas que requieren del cuidado de enfermería. También se evidencia la necesidad de articular lo teórico con lo práctico y el compromiso que deben asumir todos los agentes (personas, familias, instituciones, sociedad y políticas educativas) que intervienen en el proceso de formación de los estudiantes.

Se hace manifiesto en ellos, el gran valor que posee en el cuidado, la aplicación de los principios éticos, de los valores y su empoderamiento, ofrecido en todos los escenarios laborales. Se recalca entonces que el cuidado de enfermería, es aquel en el que la enfermera/o integra el conocimiento científico, técnico, los valores morales como el respeto, la prudencia, la calidad, el compromiso y la responsabilidad de trabajar para prevenir la enfermedad, restaurar la salud y aliviar el sufrimiento. La responsabilidad es un precepto ético de relevancia especial por la relación de la enfermera/o y el sujeto de cuidado; para Levinas, la experiencia ética del cuidado se da cuando la enfermera está por el otro (Fry 2010)

Se debe dar entonces, mayor importancia a la ética dentro del currículo y considerarla como un núcleo central del proceso de formación, ya que a través de ella, podrán resolver problemas y dilemas propios de la profesión, asegurando así su desempeño, tanto en la vida personal como en la vida profesional. La revisión de los contenidos debe responder a las motivaciones e intereses de los estudiantes, lo que exige un contexto real que permita la articulación de la teoría con la práctica. Los estudiantes consideran importante también que los docentes reciban formación y actualización en ética, que busquen integrar lo teórico con lo práctico, para aplicar cuidados humanizados.

Por ello, cuando se habla de humanización, no se pueden dejar de lado la aplicación de los aspectos éticos que deben estar presentes en los Profesionales de Enfermería, que teniendo en cuenta lo expuesto por Garzón (1998), a la persona se aprecia en el valor de sí mismo y en la ética de sus comportamientos e interrelaciones con los otros, con la familia, con la sociedad y con la comunidad.

En relación a ello Morín citado por Fontal (2006), plantea "La Educación del futuro debe ser una enseñanza fundamental y universal centrada en la condición humana. Estamos en la era planetaria y los seres humanos donde quiera que estén, están embarcados en una aventura común" (pág. 143). Es preciso que se reconozcan en su humanidad común y al mismo tiempo, reconozcan la diversidad cultural inherente a todo lo humano .

Por ende, las profesiones relacionadas con la salud de los seres humanos demandan una excelente competencia científica y técnica, pero a la vez una formación ética profunda con criterios seguros que permitan actuar con excelencia moral. Durante la enseñanza se deben abrir espacios que permitan integrar la ética y la bioética en la práctica, de manera que el alumno adquiera habilidad en el razonamiento ético, a la vez que desarrolle sus habilidades de razonamiento clínico y experticia práctica. Con ello, el profesional de enfermería estará en condiciones de participar activamente en los diferentes comités: de ética en enfermería, ética hospitalaria, bioéticos clínicos asistenciales y de investigación, para aprender a considerar la dimensión ética del cuidado.

También se requiere que el profesional de enfermería, en su cotidianeidad, siempre ponga en práctica sus principios éticos, junto con sus valores, actuando con ejemplo, impartiendo educación a quienes lo rodean, divulgando el análisis de la ética en las organizaciones donde labora, entre sus colegas y superiores, involucrando todos estos aspectos en la elaboración de planes de cuidado.

MOMENTO III

AMBITO ONTOLÓGICO, EPISTEMOLÓGICO Y METODOLÓGICO

La investigación de hoy, la de mañana,
al menos en este planeta llamado tierra,
debe saber a mundo, oler a mundo, implicada de humanidad.
Ahora, metafóricamente
¿se habrá enterado de esto la formación?
Luis R. Peñalver Bermúdez

Las visiones de mundo son formas abstractas de ver la realidad y reflejan las pretensiones que desde el punto de vista ontológico (ser) y epistémico (conocer) tienen las diferentes disciplinas, en este caso en particular, la enfermería y el cuidado como esencia, a través de los años ha estado permeado por diferentes momentos histórico-culturales y corrientes filosóficas, que han contribuido al desarrollo del conocimiento, la práctica y la investigación.

Al respecto, Valverde (2007) plantea que la revisión previa de las novedades y tendencias en la evolución del cuidado que proporciona enfermería, ofrece un vistazo a los progresos realizados en la disciplina que se han enfocado a 1) la generación de una base sólida de conocimientos y 2) al fortalecimiento de la identidad. También, destaca que numerosos conocimientos son recreados dentro de la disciplina, pero algunos fueron tomados como recetas para el pensamiento de enfermería; mientras que la variedad de enfoques filosóficos y metodológicos, demandan un avance en el rol de la práctica del cuidado a las personas.

Para tal efecto, cuando se busca conocimiento, es necesario fundamentarlo ontológico, epistemológica, metodológicamente para darle sentido y ubicación a la búsqueda, ya que el enfoque con que se ve la realidad dependerá de esta ubicación y será una lógica consecuencia de ella.

Por constitución **ontológica** inmersas en los estudios de ciencias sociales y humanas, entendemos aquello que entra en la definición esencial del ser humano y su vida práctica cotidiana; esta situación presente en el proceso de humanización del cuidado, induce a interpretar que cuidando logramos comprender el ser humano. El cuidado es un modo existencial por el cual el ser aprende su situación e implicaciones de estar en el mundo (Heidegger citado por Arenas ob.cit.). Ontológicamente, el cuidado subyace a todo lo que el ser humano emprende, proyecta y hace.

En estas afirmaciones, se evidencia que para humanizar el cuidado, el cuidador aplica en su praxis, todas las implicaciones sensoriales propias de su convicción, además de las aprendidas de la experiencia y formación, las cuales regirán lo fundamental del proceder ético.

Por lo tanto, el ver como actitud cuidadora, determina la presencia significativa del profesional de enfermería, quien debe aprender a interpretar en cada expresión quinestésica lo que el paciente intenta manifestar, lo que siente en el momento del contacto interpersonal; tales manifestaciones servirán al cuidador para ejecutar el cuidado (Guevara ob. cit.). La persona en sus expresiones corporales puede demostrar: soledad, temor, dolor, desesperación, desinformación, dudas, ansiedad entre otros sentimientos; y es aquí donde el enfermero/a tiene la oportunidad de ejercer su rol de cuidador/a, mediante la empatía, la comprensión, el respeto, la orientación pertinente, el apoyo emocional y espiritual; todo ello unido a las habilidades, destrezas y la seguridad en la ejecución de los procedimientos técnicos.

Por consiguiente, el profesional de enfermería debe apoyar a la persona cuidada por medio de actitudes y acciones que muestren interés por su bienestar y su aceptación como persona que piensa, siente y padece. Evitar considerarlo como un ser cosificado, que sólo responde a un desequilibrio biológico manifestado por signos y síntomas (Martínez 2007). Estas afirmaciones llevan a reflexionar hacia el criterio de la deshumanización del cuidado de las personas con problemas de salud, considerando la necesidad de que emerjan posturas que superen esta situación impuesta desde la lógica de la utilidad.

Debe señalarse que el tema de humanizar el cuidado, con sus reflexiones éticas educativas, se fundamenta ontológicamente, en el sentido de orientar el accionar de los sujetos involucrados en el acto de cuidado hacia una relación intersubjetiva, donde el reconocimiento del otro potencia el actuar de la enfermera/o como principales cuidadores. No obstante, en la praxis del cuidado humano, ha prevalecido una relación que instrumentaliza al sujeto y desdibuja la identidad profesional de los cuidadores, en un escenario adverso que mercantiliza la salud.

Por ello, Arenas (ob.cit) sostiene que desde el reconocimiento del cuidado humanizado como mecanismo de resistencia frente a la expropiación del sujeto en el acto de cuidado, se cuestionan algunos aspectos del docente en cuanto al significado del discurso en la formación del estudiante frente al acto de cuidado humanizado, caracterizado por la multisignificatividad del lenguaje, escasos procesos argumentativos, además de abundantes contenidos fundamentados en el paradigma biomédico, tomando en cuenta que el punto de partida es el discurso pedagógico como dimensión comunicativa, el cual subyace en el aula de clase en el proceso de comprensión, entendimiento y construcción de conocimiento, alrededor del cuidado humanizado.

Epistemológicamente, la disciplina de enfermería en la búsqueda y construcción de su obra que es el cuidado a los seres humanos, nunca lo ha hecho a espaldas de la filosofía, pues el fin de la ciencia teórica es la verdad y el de la ciencia práctica la obra (Aristóteles 1999). Realizar el cuidado de la salud de las personas lo más humano posible, así como la prevención de enfermedades, es la obra del profesional de enfermería.

Así lo ha calificado la teoría transpersonal de Watson (1988) cuya filosofía coloca el cuidado delante de la curación, como ideal moral de enfermería y a la vez como estándar ético por el cual se mide el cuidado enfermero, preservando la dignidad humana en un sistema de atención sanitara dominado por la curación.

En esta teoría, Watson (ob.cit.) destaca que el cuidado requiere de un compromiso moral, social, personal y espiritual de la enfermera/o consigo misma/o y con otros humanos, para preservar la humanidad. El cuidar es ideal moral, protección, engrandecimiento y preservación de la dignidad humana; es establecer un compromiso con el mantenimiento de la salud de las personas en sus contextos de vida, en los momentos de enfermedad y en las situaciones de muerte. Los cuidados otorgados deben proporcionar confianza y al mismo tiempo compañía, asegurarle a la persona que se está haciendo todo lo posible para preservar su vida.

Del mismo modo Leininger citado por Pérez (2008) en su teoría de la Diversidad y Universalidad, contempla que cada individuo internaliza y aplica su auto-cuidado según su costumbre, sus creencias; ella considera que del mismo modo la enfermera/o proporciona los cuidados según sea la cultura del individuo al que se le estén dando. Como lo plantea esta teoría, el conocimiento de la diversidad como de la universalidad de la asistencia del cuidado de las personas, es de extraordinaria importancia para fijar una base sustancial de conocimiento. La meta de esta teoría, es suministrar cuidados responsables y coherentes culturalmente, que se ajusten de modo razonable a las necesidades, valores, creencias y los modos de vida de las personas a quienes se les proporciona el cuidado.

Es por ello, que desde la docencia de enfermería, la humanización del cuidado de las personas, requiere de un análisis centrado en los problemas de los seres humanos; en el entendido de que ese ser humano no solo incluye la persona sujeto de cuidado, sino también a la enfermera/o dador del mismo, quienes deben formarse para proveer cuidados desde una perspectiva, ética y cultural, pero esencialmente humana. Esto viene dado porque observamos en muchos de los futuros cuidadores, debilidades relacionadas con la esencia del cuidado humano, sin conciencia clara de las implicaciones del acto de cuidado, desde una perspectiva humanista.

En este sentido, Velandia (ob.cit) en su estudio argumenta, que la educación no solo es hacer seres humanos con un dominio en el área científica, tecnológica, sino con un alto sentido humanístico; con valores, responsables, maduros, personas que tiendan a la realización personal y sensible a las necesidades humanas. La tarea de la educación es humanizar o sea poner a los educandos en contacto con las obras de la humanidad y los valores que ellas representan, entre los cuales están la responsabilidad, lealtad, trabajo en equipo multidisciplinario.

Por lo tanto, haciendo alusión a lo que Galindo (2009) relata, el crecimiento exponencial del conocimiento conjuntamente con el avance tecnológico, no pueden constituir el eje en la formación de enfermería. Esta formación debe realizarse en entornos más libres, con sentido de responsabilidad, solidarios con los problemas del otro, como pide el humanismo actual, tolerante, sensible a las necesidades transculturales, con capacidad crítica e intelectual, capacidad de diálogo y autoconocimiento.

Abordaje Metodológico

Continuando el desarrollo de la investigación humanizando el cuidado de las personas, sus reflexiones éticas educativas, corresponde ahora discernir en cuanto a la perspectiva metodológica, la cual es la mayor representación del compromiso del investigador en su totalidad, en su visión del mundo, trasladando la situación planteada al proceso de investigación; se trata de elegir el mejor camino para arribar al conocimiento en correspondencia con determinada perspectiva metodológica. De ahí que asumir uno u otro método depende de la cosmovisión del investigador, de sus presupuestos teórico-metodológicos. De modo que la perspectiva metodológica es lo que responde directamente al paradigma.

En esta perspectiva, por ser los estudios de las ciencias sociales de alta complejidad, la investigación cualitativa, dentro del paradigma interpretativo con enfoque hermenéutico, reúne los indicadores para desarrollar la interpretación y análisis de la humanización del cuidado a las personas, conjuntamente con la reflexión ética y docente relacionada al tema.

Soporte Paradigmático

Sobre la base de lo planteado, cabe señalar que el paradigma interpretativo se apropia de la investigación cualitativa, en virtud de que es holista, dinámica en el abordaje de las ciencias sociales, donde su argumento es un factor constitutivo de los fenómenos sociales y el objeto de investigación es la acción humana, cuyo significado radica en la interpretación que les dan las personas que las realizan. En el contexto de este paradigma de investigación, se pretende describir, interpretar y comprender los fenómenos sociales, a través de la percepción de la realidad que se plantea, la cual está supeditada a las condiciones temporo espaciales y contextuales de donde se suscitan.

En ese sentido, Kuhn (2007) señala que es la manera por el cual ha de conducirse una investigación y cuyo equipamiento teórico filosófico está disponible para realizarla. Es una forma particular de concebir la realidad o las restricciones supuestas sobre tópicos de estudio.

Interpretando lo expuesto por estos autores, deduzco que por medio del paradigma interpretativo, se estudian lo seres humanos, buscando el significado que dichos grupos le dan a su realidad vivencial, donde el investigador se involucra al grupo, estudiándolo dentro de su contexto de manera subjetiva; es decir, se hace parte de su mundo y mediante el lenguaje y la intersubjetividad, trata de comprenderlo e interpretarlo.

Ante la situación planteada, me apodero del paradigma interpretativo, para comprender e interpretar desde la voz de los actores sociales, su percepción del tema humanizando el cuidado de las personas, reflexiones éticas educativas, en virtud de su característica holista y dinámico, en cuyo contexto investigativo, el escenario social es un agente constitutivo de los significados sociales.

En apoyo al paradigma interpretativo, tomo la hermenéutica como método de investigación; este se muestra como el enfoque propicio para interpretar y comprender todo lo relacionado al tema humanizando el cuidado a las personas, reflexionando en sus implicaciones éticas educativas, dentro del mundo de la salud.

Al respecto Ortiz (2006) refiere:

> La hermenéutica o interpretación tiene simultáneamente como objeto y sujeto el comprender, la interpretación como tal no es un acto abstracto, requiere del lenguaje y la estructura lingüística, los que a su vez son un requisito de la interpretación; de la interpretación del mundo. Mundo quiere decir en cada caso un mundo de significación y sentido, cuya exégesis es precisamente filosófica (p 226).

Cabe agregar, que con respecto a los tres planos del conocimiento, el enfoque hermenéutico desde el punto de vista de la ontología es relativista, porque en él existen múltiples versiones de la realidad y son construidas socialmente, por medio de la interpretación y visión del investigador. Desde el punto de vista de la epistemología es transaccional-dialógica-subjetivista, donde el conocimiento y la subjetividad surgen de la interpretación; interpretar es una cualidad del ser humano, porque la verdadera naturaleza de calidad humana es interpretativa; y desde el punto de vista de la metodología es hermenéutica-dialéctica, ya que los métodos y técnicas buscan conocer y reconstruir el significado a partir de los actores.

Como complemento se destaca, que desde los aportes sobre la comprensión de Gadamer (citado por Parrado 2008), la hermenéutica ha sido reconocida por diferentes autores como una doctrina filosófica. En ella el carácter objetivo no consiste en entender al otro, sino entenderse como otro sobre un texto, que puede ser una obra de arte, un acontecimiento histórico, el cuerpo.

Los supuestos de esta teoría, generan y potencian interrogantes que con frecuencia se hacen las enfermeras/os investigadoras/es sobre comprender los significados y las vivencias en los fenómenos de salud-enfermedad en la cotidianidad de las personas, como parte de la esencia de las experiencias que tienen frente a ellas/os cuando se encuentran en un acto de cuidado.

Del mismo modo, esta filosofía al referirse al problema hermenéutico fundamental, afirma que la hermenéutica tiene tres momentos: la comprensión, la interpretación y la aplicación. Por lo tanto, la práctica de enfermería, entendida como el arte de enfermería, es el texto por excelencia donde la hermenéutica sirve de herramienta para comprender los significados de la experiencia humana, sus necesidades y carencias, interpretarlas y planificar la forma de propiciar el cuidado humano.

Discriminando sobre la enfermería, es importante recalcar, que en estos profesionales, uno de los desafíos para el cuidado de las personas en el presente siglo, es el rescate de la unidad del ser a través de proceso de investigación, relacionado con la capacidad de las enfermeras (os) de interrogarse y establecer la naturaleza de los fenómenos y los valores relacionados con el cuidado como particularidad de la praxis. Este reto se centra en gran medida en poder conocer y comprender la esencia de las situaciones que surgen del proceso salud-enfermedad en la cotidianidad de los seres humanos.

En este sentido Parrado (ob.cit) cita que la hermenéutica en enfermería, encuentra un sustento teórico y metodológico importante, para hallar la particularidad del significado del otro en los fenómenos que enfrenta en la práctica del cuidado a las personas y en la relación de intersubjetividad establecida entre ambos, en cuidador y el cuidado.

Por otra parte, Martínez (1999) refiere que las realidades de naturaleza y estructura peculiar, sólo pueden ser captadas desde el marco de referencia interno del sujeto que las experimenta y exigen ser estudiadas mediante el uso de una perspectiva hermenéutica. En esta investigación, el interés está orientado a interpretar la realidad de humanizando el cuidado de las personas, reflexión ética educativa, la cual depende del modo en que es percibida por cada uno de los actores. Se trata de una realidad personal única y propia, de allí que se adopte esta postura epistemológica para el desarrollo de la investigación.

Proceso y Técnica de Análisis de la Información

El direccionamiento que sigue al momento investigativo, propio de las investigaciones cualitativas dentro del enfoque hermenéutico, supone la adopción de estrategias y técnicas para el análisis de la recolección de información. Para ello, tomando el criterio de Martínez (2006), la categorización, el análisis y la interpretación de los hallazgos, permite la emergencia de una aproximación teórica implícita en el material recopilado.

En tal sentido, este proceso también llamado sistematización, consiste en realizar el análisis de la información, en el cual el investigador requiere de un nivel complejo de razonamiento y habilidad mental; los procedimientos son diversos y desafiantes, puesto que permiten conectar todos los tipos de intuición y habilidades cognitivas del investigador; pero sobre todo se requiere de imaginación creadora e ingenio para producir analogías y metáforas constantemente, así como también, la reflexión crítica se debe utilizar durante todo el proceso.

Ciertamente, no existe una taxonomía universal sobre los tipos de análisis en este tipo de investigación, sin embargo, la obra de Teppa (2002) me orienta en gran manera sobre la forma que mejor puedo desarrollar el análisis. Esta autora, refiere autores como Straus y Corbin (2002), Taylor y Bogdan (2000), Coffey y Atkinson (2003) y plantea que las clases de información, para el proceso de análisis y producción de teorías, depende del método y la técnica utilizada para la recolección.

La autora también recalca, que analizar la información es un proceso cíclico, que comprende descomponerla en sus partes más fundamentales, hasta llegar a conocer sus principales elementos, obtener las ideas más relevantes: su esencia, con el propósito de extraer las concepciones con mayor significado para mí como investigador, cuyo enlace y acoplamiento cognitivo, ayudará a la construcción de la teoría.

Por lo tanto, primero categorizo el material obtenido en las entrevistas para obtener los conceptos más relevantes y luego codifico, haciendo coincidir los conceptos más relacionados en los fenómenos.

Esta perspectiva, conduce a señalar que la categorización según Vales (2000) consiste en establecer las categorías, propiedades y dimensiones que tienen significado de interés, en las entrevistas realizadas a los informantes clave. Las categorías sirven para englobar información diversa en relación a una temática que posea afinidad o un denominador común.

Por su parte Rodríguez, Gil y García (1999) destacan que la categorización permite clasificar conceptualmente las unidades que son cubiertas por un mismo tópico: actividades, situaciones, contextos, acontecimientos, sentimientos, comportamientos, relaciones entre personas, sentimientos, entre otros.

En este orden de ideas, la primera categorización la realizo en base a las preguntas generales de la entrevista, para organizar mejor la información y así codificar las respuestas de los informantes. Seguidamente, se estructura la interpretación de los significados de las inquisiciones suministradas, integrando y estableciendo relaciones que dotaron de coherencia inicial a las categorías identificadas.

Cabe considerar, que el apoyo de todo el proceso para ordenar la información, me permitió desarrollar un mejor análisis de contenido, con la finalidad de establecer una red de criterios o red semántica metafórica, que a su vez accederá a reconocer la opinión implícita de los informantes clave con respecto a humanizar el cuidado de las personas, reflexionando los aspectos éticos y docentes pertinentes en el estudio.

En tal sentido, la representación que utilizo es la de Técnicas y Procesos para la Generación de Teorías, según el modelo teórico traducido y adaptado de Tesch (1987) (citado por Colas, Buendía y Hernández, 1998: p. 301); adaptado por Méndez de Garagozzo (2010) y Sosa (2011), el cual a posteriori me ayudará a generar la teoría.

La primera categoría se derivó de las preguntas hechas a los actores sociales participantes como informantes clave. Las preguntas fueron:

¿Qué entiende por cuidados de enfermería?

¿Cómo fue el trato recibido de parte del personal de enfermería?

¿Observó actitud ética de parte del personal que le proporcionó los cuidados?

¿Cómo fue la comunicación enfermera/o-paciente?

¿Demostraron valares humanos en el proceso de cuidado?

¿Cree que se deben reforzar los valores en enfermería?

¿Cómo podrían ser esos cambios?

Seguido de la categorización y codificación, se procedió al análisis de la información, realizando escucha repetitiva de las expresiones de los informantes, lo cual permitió un análisis interpretativo en detalle del discurso obtenido en la entrevista, reconociendo categorías iniciales y emergentes, para luego pasar a la exploración y relación de información relevante. Esto es, tomar todas las expresiones verbales de interés para mí como analista y buscar en lo más profundo de ellos, para desentrañar y escudriñar hasta encontrar el verdadero significado, la verdadera esencia de lo que el informante quiso recalcar.

Cuando un investigador o autor de una obra realiza su estudio, utiliza su máxima expresión cognitiva para manifestar el significado en el cual se ubica según el contexto en general, se apoya en teorías acorde a su expresión. Así mismo, el analista del discurso, toma el contenido recopilado y utiliza su criterio hermenéutico para buscar en lo invisible del discurso de los informantes, el verdadero significado, lo que subliminalmente el actor plasmó en su expresión y que a simple vista no es observable.

En ese sentido, el Dr. Jesús Garrido en su video explica de forma específica y didáctica, el significado del Análisis Crítico del Discurso (ACD). Recalca que este, no se le realiza solamente al texto escrito, con sus implicaciones como estructura verbal, proceso mental, acción, interacción o conversación, sino también se le puede realizar a los discursos orales, claro está, tomando las herramientas específicas de percepción sensorial a través de la observación del lenguaje tanto oral como corporal; para realizar productivamente este análisis ciertas condiciones se aplican, por ejemplo: nivel cognitivo, filosófico y hasta cultural.

Además, el ACD es una herramienta que nos permite buscar en lo más oculto del contenido y escudriñar hasta encontrar el verdadero significado de la frase; lo que el autor hizo referencia, mediante la expresión oral; buscar detrás de lo que dijo el autor, ubicarse en los límites más recónditos de lo que dice (como dice el Dr. Garrido) algo como "hacer una autopsia al texto", buscar en sus más profundos fibras lingüísticas el sentido no solo semántico, sino también ideológico y social.

De allí, que el ACD es un campo de estudio muy complejo y necesariamente multidisciplinar. Surge históricamente de la lingüística, cuando se desea seguir avanzando en la comprensión del lenguaje, sin embargo, surgen también aportes desde otras disciplinas como la antropología, la etnografía, la psicología, la sociología, la historia; es por ello que el análisis del discurso es un campo de estudio que sigue cobrando forma con rapidez y que se aplica a todo tipo de contextos. Los discursos constituyen tal vez la herramienta más persuasiva para conseguir modelar actitudes, formas de pensar, sentir y actuar.

El uso de la hermenéutica en el ACD juega un gran papel; esto lo sustenta Martínez (ob.cit.) al citar algunos teóricos de esta metodología, cuyos escritos se asemejan al actual análisis, estos son: Scheleiermacher quien refiere que para adquirir una clara y precisa comprensión de un texto hay que revivir la experiencia del autor y el contexto original; además dice que el acto de interpretación es análogo al acto original de la creación del documento. Dilthey afirma que no solo los textos escritos son objeto natural de la interpretación hermenéutica, sino también toda expresión de la vida humana, las formas no verbales de la conducta, los sistemas culturales, las organizaciones sociales y los sistemas conceptuales científicos o filosóficos.

De la misma manera Gadamer piensa que no podremos nunca tener un conocimiento estándar objetivo del significado de un texto o de cualquier otra expresión de la vida psíquica, ya que siempre estaremos influidos por nuestra condición de seres históricos, modo de ver; actitudes y conceptos ligados a la lengua, con valores, normas culturales y estilo de pensamiento y vida.

Los estudios de análisis del discurso, se encuentran inmersos en las ciencias sociales. En estos estudios se busca desentrañar las raíces y los procesos en los que se funda el orden social vigente; se centra en espacios conflictivos o sea donde haya algo que cuestionar. Textualmente Garrido (2012) dice: "El discurso como práctica social trae como consecuencia que el fin último del analista es develar cómo actúa en las otras prácticas y acontecimientos sociales, evento comunicativo entre actores sociales, cada uno en su determinado rol y en un contexto específico y puntual".

Por todo ello es necesario que el analista se conciba así mismo como agente de cambio, es decir, como personas que tienen la responsabilidad de denunciar efectos de los discursos, de hacer explícitos sus componentes. Su objetivo estará centrado en plantear, descubrir y hacer públicas las relaciones de poder que alimentan los discursos dominantes y suministrar insumos que permitan elaborar estrategias para la actuación. (video en línea. Disponible en: http://www.youtube.com/watch?v=2_XOSk5n_wA)

MOMENTO IV

DEVELANDO LA REALIDAD

Una práctica es científica cuando sus actuaciones se basan en teorías que han sido desarrolladas científicamente, y se aplican para resolver los problemas de su área de competencia.

En este apartado se emprende el accionar investigativo pensado desde las interrogantes, los objetivos de la investigación, la perspectiva cualitativa y los postulados de la hermenéutica como postura paradigmática interpretativa. El direccionamiento que sigue este momento, propio de las investigaciones cualitativas, supone la adopción de estrategias y técnicas para la recolección de información, la categorización, el análisis y la interpretación de los hallazgos, que permiten la emergencia de la aproximación de una estructura teórica "implícita en el material recopilado" (Martínez, ob.cit).

En sintonía con lo expuesto, posteriormente, los resultados lleven a generar una construcción teórica sobre los fundamentos epistemológicos de la humanización del cuidado de las personas, desde la perspectiva hermenéutica, que propicie una reconstrucción significativa de su ser, en el hacer del cuidado a los individuos que lo requieran; además, este análisis permitió a la investigadora, con una postura interpretativa, aproximarse a una realidad social, pensada desde las descripciones, reflexiones, del discurso y las construcciones de los informantes clave seleccionados, de manera individual y en interacción, al penetrar y acceder a las unidades significativas de sus experiencias, vivencias, visiones, hasta llegar a la captación de la verdadera esencia del objeto de estudio.

Es así, que desde la perspectiva hermenéutica, se buscó descubrir lo oculto, aquellos aspectos de la realidad no definidos por los discursos e interpretaciones de los usuarios que participaron como informantes. Lograr de esta manera, interpretar y realizar una profunda reflexión del sentido y estilo del enfermero/a que cuida de las personas sanas o enfermas, confrontándose con el sí mismo, revisando la ética y moral de su actitud, para emerger con nuevas elaboraciones acerca de su participación en la edificación de una nueva teoría de cuidado humano

Inicio entonces el develamiento de la información, con la estructuración, la cual consistió en la interpretación de los significados de las inquisiciones suministradas por los informantes, integrando y estableciendo relaciones que dotaron de coherencia inicial a las categorías identificadas. La información recolectada se sometió a la contrastación empírica con los mismos informantes que participaron en el estudio, validando los resultados producidos con los hallazgos de la investigación en un todo coherente y lógico.

La información en esta fase se obtuvo mediante la entrevista a profundidad, conversaciones sostenidas con los informantes clave de manera abierta y amena, se presentaron todos los aspectos que se quiso indagar, reflexionar e interpretar en la investigación, agrupados en una serie de preguntas generales, amplias y oportunas presentadas en forma de temas, elegidos previamente, bien pensados y ordenados de acuerdo a la relevancia para la investigación.

En cuanto a la categorización como técnica de análisis e interpretación, consistió en agrupar y dividir los contenidos en unidades temáticas por cada actor social que funcionó como informante clave (IC-1, 2 ,3) para establecer categorías descriptivas que expresen ideas centrales aportadas por los ellos.

Las categorías iniciales ayudaron a la identificación de los temas, patrones, acontecimientos y acciones de interés para la investigadora; con los códigos y categorías se buscan patrones, temas, regularidades, contrastes, paradojas e irregularidades. Una vez codificados los segmentos de información se construye un inventario de significado, tomando en consideración el material previo, los marcos teóricos de significado, las preguntas de la investigación y la información recolectada.

Se efectuó entonces una primera lectura a la transcripción de la información ofrecida por cada informante clave; para luego segmentarla y codificarla de manera particular, caracterizar de qué trataba cada segmento de entrevista, en términos del contenido temático general. Este primer acercamiento facilitó la recuperación de diferentes segmentos de información relacionadas con las ideas o preguntas investigativas sustantivas.

Cuadro 1
Categorías iniciales y emergentes de la información

<table>
<tr><th>INFORMANTE CLAVE (IC)</th><th>CATEGORIAS INCIALES</th><th>CATEGORIAS EMERGENTES</th></tr>
<tr><td>IC-1</td><td rowspan="3">1. Cuidado materialista
2. Prioridad hacia la persona cuidada
3. Humanitarismo
4. Comunicación activa y efectiva</td><td>- Enseñar ética y valores
- Interacción enfermera/o-paciente</td></tr>
<tr><td>IC-2</td><td>- Responsabilidad del cuidador
- Cuidado con connotaciones éticas
- Apoyo emocional</td></tr>
<tr><td>IC-3</td><td>- Prioridad sobre la persona
- Cercanía del cuidador
- Empatía
- Visibilidad del cuidado
- Cambios en la formación</td></tr>
</table>

En este momento de la investigación, luego de las categorías iniciales, surgen las categorías emergentes, por lo que es pertinente aplicar la técnica de análisis del contexto. En lo referido a la categorización y en atención a las proposiciones claves derivadas de la información recopilada en las entrevistas, se presenta este cuadro presentando las categorías iniciales y las emergentes, que surgieron de la entrevista y de la interpretación desde la mirada de la investigadora.

Para la mejor presentación y comprensión, a cada categoría emergente por informante clave (IC), la clasifico con un color: IC-1 **azul,** IC-2 **rojo** IC-3 **verde.**

En función de una mayor comprensión del objeto, procedo a conceptualizar las categorías iniciales y consecutivamente, las emergentes, para una mejor visualización y análisis en el momento oportuno.

Cuidado materialista: se refiere a procedimientos que se realizan a personas por problemas de salud en las instituciones sanitarias sin percatarse de su dolor, su percepción de aceptación, si es o no estrictamente necesario, lo único importante es que tenga los medios como pagar; esto lleva a deducir que la atención de salud se ha convertido en una costosa mercancía y un mercado perverso lucrativo.

Prioridad: hacia la persona cuidada: esta categoría hace referencia al cuidado de enfermería que está orientado a priorizar la persona, donde hay una preocupación por ella y respeto por sus decisiones e intimidad, donde su calidad de paciente y persona se conserva a partir de la identificación por el nombre. Los comportamientos de esta categoría involucran directamente al personal de enfermería como cuidador en interacción enfermera/o-paciente, cuyo objetivo de esta relación corresponde a proteger, realzar y conservar la dignidad de la persona, la humanidad, la integridad y la armonía interior.

Humanitarismo: tiene diversos significados; se puede decir que es una doctrina que promueve el deber de promover el bienestar humano. Es un enfoque humanista de los sufrimientos de la humanidad, que engloba a un conjunto de actividades relacionadas con el bienestar humano. Se basa en la opinión de que todos los seres humanos merecen respeto y dignidad, por lo que tiene que ser tratados como tal.

Comunicación activa y efectiva: cualquier actividad que realicen los seres humanos, no se podría llevar a cabo sino existiere la comunicación. Esta es una herramienta imprescindible en las acciones de cuidado óptimo; por lo tanto, el profesional cuidador debe estar listo para oír, observar, tocar, sentir y en este proceso, conocer al otro, sus inquietudes, preocupaciones, alegrías, tristezas, dolor. Es importante destacar, que en las personas enfermas, son más probables las expresiones no verbales, debido a las dificultades que puede tener por su problema de salud, por lo tanto, un buen tono de voz acompañado de señales sutiles, son especialmente importantes para llevar la mejor relación paciente-entorno y en este sentido, un mejor cuidado.

Enseñar ética y valores: La docencia es una actividad organizada, sistemática e intencional en la que intervienen profesores, servicios al estudiante, materiales y medios didácticos, experiencias supervisadas y el compromiso del propio alumno en relación con su perfil de egreso. Es por ello, que la educación de enfermería como ciencia del cuidado humano, tiende a desarrollar valores éticos que tienen que ver con el respeto por los derechos humanos, a la dignidad humana, a la muerte, la vida, las creencias, las ideas y el medio ambiente, cualidades que se integran al código personal como resultado de la intencionalidad académica planeada. En la enseñanza de la ética, se tiene que guiar que contemple el contexto cultural, social y los principios éticos en la formación como cuidadores; con coherencia entre la teoría y la práctica y el uso de las nuevas tecnologías, sin olvidar el cuidado competente e individual, el trato afectivo, la sensibilidad, la confidencialidad y la proximidad de orden ético, lo cual exige gran dominio de la comunicación.

Interacción enfermera/o-paciente: El cuidado humano involucra valores, voluntad y un compromiso para cuidar, conocimiento, acciones de cuidado y consecuencias. Considerando el cuidado como intersubjetivo que responde a procesos de salud – enfermedad, la interacción persona – medio ambiente, conocimientos de los procesos de cuidado de enfermería, autoconocimiento,

conocimiento del poder de sí mismo y limitaciones, en la relación de cuidado, conlleva a reafirmar que el cuidado engloba un proceso interpersonal, entre dos personas, con dimensión transpersonal (enfermera- paciente), donde el ideal moral de enfermería es la protección, mejora y preservación de la dignidad humana.

Responsabilidad del cuidador: esta se basa en la disposición que tiene el enfermero(a) para identificar el momento de cuidado, al estar pendiente de su sentir, su estado de ánimo, su dolor, sus necesidades de cuidado, para actuar y acudir oportuna y eficazmente; estar en disposición para escucharlos, acudir al llamado con prontitud y cubrir sus necesidades. Los comportamientos de cuidado implícitos en esta categoría, muestra a la(el) enfermera(o), una actitud que corresponde a la totalidad de la experiencia humana, con sentimientos, sensaciones corporales, pensamientos, creencias espirituales, expectativas, consideraciones ambientales y sentido/significado de las percepciones de uno mismo.

Cuidado con connotaciones éticas: el cuidado humanizado depende del compromiso moral de la enfermera/o cuidador/a, de proteger y realzar la dignidad humana. El cuidado debe ser fortalecido y resignificado, impidiendo que prevalezcan los antivalores o comportamientos de quietud o de indiferencia del no cuidado.

Apoyo emocional: apoyo percibido por el paciente en la interacción de cuidado con el personal de enfermería a través de un trato cordial y amistoso, con calor humano, que da comodidad y confianza, que deriva en sentimientos de bienestar para el paciente. Este apoyo emocional corresponde al elemento asistencial de Watson (ob.cit.) “Desarrollo de una relación de ayuda – confianza”.

Prioridad sobre la persona: esta categoría hace referencia al cuidado de enfermería que está orientado a priorizar la persona, donde hay una preocupación por ella y respeto por sus decisiones e intimidad, donde su calidad de paciente y persona se conserva a partir de la identificación por el nombre. Los comportamientos de esta categoría involucran al personal de enfermería en una relación de cuidado transpersonal, cuyo objetivo va dirigido a proteger, realzar y conservar la dignidad de la persona, la humanidad, la integridad y la armonía interior.

Cercanía del cuidador: El cuidado es un proceso recíproco, interactivo e interpersonal que involucra el bienestar tanto del que recibe como del que otorga el cuidado, por lo tanto estos actores deben estar uno cerca del otro. El enfermero(a) genera la facilidad y disponibilidad para acercarse al otro, tener tiempo para escucharlo, comunicarse amablemente y establecer una relación empática. Con capacidad de experimentar, y por lo tanto, de comprender las percepciones y sentimientos de otra persona, así como la capacidad para comunicar esta comprensión.

Empatía: La categoría empatía, hace referencia a todas aquellas actitudes y acciones positivas que surgen en la interacción de cuidado tales como escuchar, comprender lo que el otro siente y ponerse en su lugar (transpersonalizar), estableciéndose una relación cálida, agradable y cercana. El enfermero (a) genera la facilidad y disponibilidad para acercarse al otro, tener tiempo para escucharlo, comunicarse amablemente y establecer una relación empática.

Visibilidad del cuidado: Los gestores de los hospitales tiene claro que tienen asegurado el éxito de sus instituciones, si cuentan con profesionales super especializados, porque esto es lo que les va a dar publicidad, porque son las noticias que interesan e impactan a la sociedad, porque le van a rentar económicamente, pero se deja de lado la dimensión interpersonal, la dimensión humana de la asistencia sanitaria del enfermo. Esto es porque nunca dan a conocer sobre aquel profesional de enfermería o de otra profesión, que haya ayudado a un enfermo en los aspectos integrales de su personalidad, que le haya ayudado a sentirse más cómodo, mientras está ingresado en el hospital o a morir como él desea hacerlo, rodeado de calor humano sin olvidar, por supuesto, los aspectos técnicos. Esto no se realiza porque esto no reporta ningún éxito al hospital, porque esto simplemente no es noticia, no interesa.

Cambios en la formación: toda ciencia tiene sus bases en teorías, de ahí que las teorías de enfermería como ciencia del cuidado, lleven a fundamentar el desarrollo conceptual, le dé sentido y coherencia a la ejecución de la teoría, la práctica y la investigación.

Es importante formalizar los cambios en la formación, ya que la preparación teórica en el cuidado de enfermería, permite a este profesional aumentar la capacidad de desempeño mediante el desarrollo del conocimiento; a mejorar el desempeño con mayor autonomía, ya que el punto de referencia se supone tanto para el ejercicio profesional como para la formación y las labores de investigación de la profesión; también favorece en el profesional el razonamiento, la capacidad analítica, clarifica los valores y determina los propósitos del ejercicio profesional, la educación y la investigación, estableciendo una relación cíclica entre ambas, buscando alcanzar la meta de enfermería que es ofrecer cuidado de calidad lo que fortalece la disciplina.

En esa medida, la aplicación de una teoría en enfermería favorece tanto la práctica como la docencia y la investigación, al establecer ese hilo conductor que brinda coherencia interna y externa, dando trascendencia e impacto al cuidado que ejercen las enfermeras/os.

Posterior a la conceptualización, procedo al análisis semántico y de contexto. Este análisis, se dio en función del examen efectuado a las opiniones, vivencias, experiencias y acciones de los informantes, develando su significado y sentido, para luego construir frases representativas de lo que los informantes intentaron transmitir.

Lo antes expuesto se sustenta en el postulado planteado por Bravo (1994): "La ciencia no es algo abstracto y aislado del mundo, sino depende del contexto social, sin el cual es difícil de comprender la conducta humana, ya que es dentro de él donde los sujetos interpretan sus pensamientos, sentimientos y acciones"(p.49). De este modo, se direccionó hacia el diseño emergente, en congruencia al enfoque de investigación cualitativa y los postulados del paradigma interpretativo.

Seguidamente, luego de una segunda lectura exhaustiva del discurso de los informantes, presento un segundo cuadro, cuyo surgimiento se propició de la reflexión como fundamento del accionar desde la comprensión y la interpretación, de una realidad tal como ella aparece en el interior de los espacios de conciencia subjetiva de los actores, como vía hacia la transformación y el cambio, haciendo énfasis en la noción del sujeto y la realidad subjetiva estudiada.

La unidad de interpretación se origina de las categorías tanto iniciales como emergentes (letra cursiva) a los largo de la las lecturas del material y el objeto estudiado; seguido de la codificación de las frases inmersas en el discurso de los informantes y que la subjetividad de la investigadora, toma como sustentación de la categoría, finalizando con la interpretación de las mismas.

Cuadro 2
Interpretación de los hallazgos (IC-1)

Unidad de Interpretación	Codificación	Mirada de la investigadora
Cuidado materialista	...estilos procedimentales materialista con vacío espiritual...	Para el informante clave 1, el cuidado humanizado otorga-do a las personas es carente de calor humano, con predo-minio de estilo procedimen-tales materialistas,
Prioridad sobre la persona	...prioridad en el usuario...	sobre las verdaderas necesidades de atención del usuario.
Humanitarismo	...distancia afectiva carente de calor humano...	Los profesionales de enfermería encargados del cuidado humano, demues-tran con su actitud que pareciera que
Comunicación efectiva y eficaz	...no saludan al realizar los procedimientos...	tienen otras prioridades, donde la inclu-sión de la ética está ausente aún desde la formación.
Enseñar ética y valores	...en lo que se les está enseñando, eliminaron lo que significa ética y valores...	Esta profesión humanística se realiza en apego estricto a valores universales y propios, derivados de las teorías y método universal de la enfermería profesional como: honestidad, veracidad,
Interacción enfermera/o – paciente.	...el contacto humano debe prevalecer en esta carrera.	responsabilidad, compromi-so, disposición, ecuanimidad, paciencia, entre otros.

Con respecto al sentido humano que tiene que demostrar el cuidado dirigido a las personas, el informante clave 1 (IC-1) manifiesta que la enfermera/o encargado/a del cuidado, lo lleva a cabo carente de ética, de calor humano, predominando estilos procedimentales materialistas, dando menos importancia a las verdaderas necesidades del individuo a quien proporciona el cuidado; pareciera que esas características deshumanizadas, vienen dadas desde la formación.

En ese sentido, Poblette (ob.cit.) sostiene que el cuidado humano adquiere realmente una dimensión profunda que va más allá de una simple técnica, de planificar una atención, de recibir un turno día a día; es estar ahí con el otro, compartir sus sentimientos sus emociones, provocando una transformación que lleva a un crecimiento y a un desarrollo personal tanto a la enfermera/o como al usuario.

Así mismo, según mi experiencia, el cuidado de enfermería tiene una conexión muy profunda con el dolor, el sufrimiento, la pasión y la muerte, acontecimientos que tienen mucho arraigo en la humanidad. Es practicar un acto profesional que se traduce en ejercer el cuidado sobre otra persona; además, es en el personal de enfermería, por su preparación en el ámbito del cuidado humano, donde recae la responsabilidad del trato directo con el paciente, de atender desde sus necesidades más básicas hasta las más elevadas, mientras estén bajo nuestro cuidado.

Teniendo claro, que el proceder del cuidado a la personas desempeñado por el profesional de la enfermería, debe estar en apego estricto a valores, que se han fortalecido desde su propia historia gracias a sus teorías y métodos, que han puesto de relieve la necesidad de vivir en valores éticos, estéticos y sociales, que como virtudes humanas puedan ejercerse. Atributos estos muy importantes concebidos de una formación profesional sólida, más que en requisitos de ingreso a la vida del trabajo. Por consiguiente, lo anterior se constituye en metas de alumnos y profesores y en referentes, de colaboración de las enfermeras/os profesionales que tienen relación tutorial con jóvenes estudiantes en su práctica cotidiana.

Por lo tanto, en virtud de lo expresado por el informante de manera subjetiva, reafirmo que en el cuidado a las personas, el cuidador debe tomar conciencia acerca del derecho que posee la persona de ser tratado como merece, dentro de un ambiente donde se cumplan los principios éticos. Para ello, los docentes tiene la responsabilidad de enfatizar en la formación integral del futuro profesional, la práctica de los principios bioéticos, a fin de brindar una formación basada en valores, rescatando el aspecto humanístico, espiritual y transpersonal del cuidado.

En cuanto al cuidado como intervención terapéutica, es una oportunidad de los profesionales de enfermería al estar frente a la persona que por uno u otro motivo requiere acciones cuidadoras, para demostrar sus habilidades de presencia significativa al acercarse y despertar en aquella, la suficiente confianza y reconocer que la presencia de dicho profesional, va más allá de la ejecución de procedimientos necesarios, pues el cuidado significativo debe estar determinado por el saber escuchar atentamente, de saber escucharnos a nosotros mismos para poder escuchar al otro. Saber cuándo tocar y la manera de cómo hacerlo, el tocar es un acto significativo, dado que a través de él se transmite seguridad, afecto, sinceridad, calor entre muchos otros sentimientos; pienso que el tocar muchas veces dice más que las palabras, y esto es importante para la persona receptora del cuidado

Cuadro 3
Interpretación de los hallazgos (IC-2)

Unidad de Interpretación	Codificación	Mirada de la investigadora
- Humanitarismo - *Responsable del cuidado* - *Cuidado con connotaciones éticas* *Apoyo emocional*	...trato humano que lo haga sentirse respe-tado en su propia intimidad... ...el agente sanitario más cercano, es la enfermera(o) por lo que éste viene a ser el principal responsable. ...el cuidado viene a ser un valor, con connotaciones morales... ...son seres humanos a los que atienden, con desventaja por su problema de salud...	El informante clave 2 explica el grado de respon-sabilidad que posee el principal cuidador que es el profesional de enfermería; este personal tiene el deber ético y moral, de promover un cuidado a la persona, haciéndolo sentir respetado como tal, aun en situación desventajosa por su proble-ma de salud, demostrando el conocimiento adquirido du-rante su preparación acadé-mica. Conviene reflexionar sobre cuáles valores específicos se encuentran vulnerados por las circunstancias de la práctica profesional, valores que se pueden redescubrir y vivir de un modo especial por las enfermeras/os, como resultado de profundas re-flexiones éticas y filosóficas sobre lo que entendemos y aceptamos para nuestra profesión, así como lo que la sociedad espera de nosotros como profesionistas expertos en compasión, de procurar y velar al ser humano.

En el discurso del informante clave 2 (**IC-2**) se evidencia que los valores y la ética son inclusiones importantes en la práctica del cuidado. El enfermero/a es el principal responsable del cuidado; la empatía, el respeto como persona, tienen que ponerse de manifiesto en el cuidado, además del resto de valores que siguieron en la formación profesional.

Por consiguiente Carper citado por Páez (2000) refiere que la pérdida de la esencia de enfermería que es el cuidado hacia las personas, es consecuencia primeramente de la fragmentación del tratamiento especializado, la subdivisión de tareas y la excesiva burocracia institucionalizada; seguido del gran auge de progreso tecnológico que ha hecho que sobresalga el mayor uso de la técnica, disminuyendo la importancia que tienen los individuos como tal, reduciéndolos a objeto de abstracciones. Situaciones de grave enfermedad o de proximidad a la muerte, piden hacer a un lado el significado instrumental del cuidado y poner en el centro el aspecto más necesario y central de éste: el arte de estar completamente presente para la otra persona.

Es indudable que vvivimos en una época en la que se hace preciso realizar una profunda reflexión que tiene que ver con la deshumanización. Esto es porque, los aspectos humanos, actitudes y valores de las enfermeras(os), se han ido distanciando de sus orígenes, haciéndose cada vez más tecnológica y fragmentada, adherida al modelo racional cientificista divorciado de la sensibilidad humana; ya que los cuidados dirigidos a las personas enfermas, son solo técnica, dejando a un lado los cuidados individualizados o personalizados, que en realidad son la base de la profesión, perdiendo así la imagen humanista que los identificó.

En la actualidad, el comportamiento de algunos profesionales de enfermería, es carente de afecto hacia el prójimo, originando en las instituciones públicas y privadas, numerosos comentarios y denuncias por falta de atención oportuna y eficaz, originando diversos casos éticos legales, que ponen en una balanza de opiniones colectivas el desmejorado ejercicio en las funciones.

Es por ello que se recalca, que para ejercer con auténtico profesionalismo la enfermería como ciencia humanística, es necesario partir de una estructura moral que se encuentre integrada por principios y valores éticos, que sean entendidos como metas o fines valorados por la comunidad de la profesión de enfermería y reconocidos como el producto de un conjunto de valores compartidos; es decir aceptados y respetados universalmente por los diplomados y diplomadas en enfermería.

Los enfermeros/as deben poseer una ética profesional que oriente las actitudes y comportamientos de los profesionales hacia la provisión de cuidados que promuevan la salud, prevengan sus complicaciones, contribuyan a la recuperación y rehabilitación de las personas enfermas, y ayuden a vivir o morir con dignidad, cuando la mejoría o la recuperación no sean posibles, y todo ello desde el reconocimiento del ser humano en su totalidad y el respeto de los valores sociales.

Cuadro 4
Interpretación de los hallazgos (IC-3)

Unidad de Interpretación	Codificación	Mirada de la investigadora
Responsabilidad del cuidado	...algunos días sentía que me trataron bien, otros me sentí desesperado descuidado	El informante clave 3 destaca la importancia que tiene que se escuche y se tome muy en cuenta la opinión de los usuarios; estos son lo que directamente dan testimonio del cuidado y trato
Cuidado con connotaciones éticas	...la ética era insuficiente	recibido en general. Estos se presentan como los que no tiene voz, ya que no se les presta la
Prioridad sobre la persona	...hay una alerta...oír el testimonio...Los sin voz... no tenemos a nadie más al lado que la enfermera/o	adecuada atención. Es importante tomar en cuenta que la enfermera/o es la persona que está constantemente con el paciente, por lo que el cuidado otorgado es el más
Cercanía del cuidador	...la enfermera/o es la persona que siempre estaba, presente	importante, debiera ser más empático en su actuación. Mantener los valores éticos constantemente, es difícil en el acto de
Empatía	...saber que esa persona podría ser uno mismo y así quisiera que fuéramos tratados	cuidar en las instituciones públicas de salud donde parecen invisibilizarse los cuidados de enfermería por las labores biomédicas, pero las enfermeras/os deben mantener sus virtudes de
Visibilidad del cuidado	...La gente vería una realidad poco visible	comunicarse con el otro, ayudarlo y sostenerlo en esta difícil etapa de su

Cambios en la formación	...ese paciente necesita un contacto con la vida... ...eso se debe aprovechar para hacer cambios desde la docencia	vida. No obviar la posibilidad de utilizar sus experiencias o vivencias para propiciar cambios en la preparación académica, que lleve a mejorar el cuidado humano, convirtiéndolo en acciones con profunda ética como debe ser.

El criterio del informante clave 3 (**IC-3**) en cuanto a humanizando el cuidado de las personas, una reflexión ética y docente, se base en que las vivencias y experiencia de las personas que han estado sometidas a cuidados en una institución dispensadora de salud, por un padecimiento grave, deben ser escuchadas, pero además sus testimonios tienen que ser analizados y divulgados, ya que son pocos los que sobreviven por lo que sus testimonios quedan sin fundamento, sin darle la importancia que merece. Con esta información podrían los encargados de la academia, planificar estrategias de cambio, las cuales comenzarían con el hecho de que para las personas hospitalizadas, el ser tratado como persona, oír su nombre es música para sus oídos, por lo que merecen que se les llame por su nombre, que se les trate como si fuera un familiar o uno mismo, aplicando constantemente los principios éticos universales.

Ahora bien, interpretando lo dicho por este informante, cabe destacar lo concerniente a la preparación de estos profesionales, los currículos, la metodología de aprendizaje y lo derivado a las prácticas clínicas, pareciera no compensar la formación ética y de valores que deben sobrepasar en estos profesionales. A ello, se le agrega lo analizado por Ceballos (2010) y es que en la actualidad, el modelo formador está centrado en el cuidado del paciente recuperable o con posibilidades de rehabilitación, por lo que los estudiantes se preparan para triunfar con sus cuidados; por lo que a la persona con gravedad letal, los cuidados son con menos esmero y dedicación.

En este sentido, no se forman enfermeros/as desde la perspectiva humana de la disciplina, que cuiden todo según la necesidad, desde el nacimiento, la enfermedad y la agonía para el bien morir; sino enfermeros(as) sin formación filosófica humanística, con carencia de ética, que reconozcan el derecho de la persona a ejercer su libertad, identidad cultural y plenitud espiritual; la formación humanística le facilita al participante una permanente reflexión y análisis de sus actos.

Esta preparación, no sólo requiere capacidades para el cuidado físico, sino también, de una formación filosófica y psicológica que muchas veces los estudiantes no lo consideran importante, priorizando técnicas instrumentalistas, trayendo como resultado enfermeros(as) deficientes en el cuidado, producto de los ejemplos formadores que tienen en su vida universitaria.

Cabe recalcar, que la empatía es uno de los elementos básicos y necesarios para trabajar efectivamente con el otro. Cuando el profesional cuidador es empático, logra captar con claridad el mundo del ser cuidado, y puede moverse sin dificultad dentro de él, pueden comunicarse si problemas, funcionando la adecuada relación enfermera/o-paciente. Cuando ello es contrario, la relación es paciente-tecnología, en vez de ser empatía es apatía, se transforma en relación alienante, donde el otro desaparece como persona, es lo que llamamos modelo biologisista, cientificista, lejos del humanista.

De ahí, que las instituciones hospitalarias se encuentran impregnadas del modelo biomédico fragmentado, funcional y curativo, reduciendo lo humano a lo biológico, alejando el trabajo de las enfermeras(os) de su visión humanista y holística, debido a las múltiples tareas delegadas de tipo funcional, quedando relegadas acciones esenciales como la comunicación eficaz y el interactuar con la persona y su familia (Poblete ob.cit.). Con el sentimiento de que los cuidados sean significativos, en donde el escuchar, ayudando al paciente a aumentar su armonía en mente, cuerpo y alma, así como la empatía y el afecto, se consideren tan importantes como los aspectos técnicos del quehacer de enfermería, un agente humanitario y moral, copartícipe en las transformaciones del cuidado humano.

Los profesionales de enfermería en la actualidad, tenemos el privilegio de vivir en un periodo único de la humanidad, cuando los avances científicos y tecnológicos nos han permitido adquirir nuevos y fascinantes poderes sobre la vida, sin embargo a menudo el cuidado es invisible, cuidar o preocuparse de alguien, acompañarle en su camino, estando presente, son acciones invisibles. Es difícil mantener los valores humanísticos en el acto de cuidar en las instituciones públicas de salud, en donde parecen invisibilizarse los cuidados de enfermería por las labores biomédicas, pero las enfermeras/os debemos mantener aún entonces las virtudes de comunicación eficaz, ayudando y sosteniendo al otro hasta obtener los resultaos esperados.

MOMENTO V
REFLEXIONES ONTO-EPISTEMICAS

Dios no manda cosas imposibles, sino que, al mandar lo que manda,
te invita a hacer lo que puedas y pedir lo que no puedas
y te ayuda para que puedas.
San Agustín

En concordancia con el desarrollo de la investigación, la confrontación epistémica, teórica y axiológica de la humanización del cuidado de las personas, una reflexión ética educativa, en el contexto investigado, en ocasión de los marcos de los propósitos investigativos utilizando la confrontación cotejada con lo versado por los actores y mi propia percepción, emergen las siguientes reflexiones:

Las competencias directas y absolutas de la acción del cuidado a las personas, las posee el profesional de enfermería. En ese sentido, su función vital es atender al usuario que lo amerita, donde la responsabilidad de la atención humana, la percibe el usuario por medio de la capacidad de respuesta que recibe a todas sus necesidades, al no sentirse satisfecho, el cuidado se invisibiliza tornándose deshumano.

Al igual que los informantes, considero que la lexis pregonada en el discurso del cuidado, pareciera no cobrar sentido totalmente en la praxis, por lo que en el contexto se percibe una ruptura epistemológica entre la lexis académica y la praxis social. En efecto, se desconfigura la esencia del cuidado, evidenciando con ello, que en los encargados, no se evidencian los cuidados en el paciente, sino en procedimientos y técnicas, lo cual ha provocado una crisis en el cuidado a las personas, rutinizando el proceder, en base a la influencia clínica del tratamiento médico.

De acuerdo a los razonamientos que se han venido realizando, debo señalar que en las instituciones de salud, se evidencia que el sujeto (paciente-usuario) se ha invisibilizado, porque el centro de atención en salud, ya no es la comprensión de las necesidades de salud de las personas que requieren de la acción de cuidado; sino que la atención primordial se profundiza en el objeto, expresado en intensas funciones y nuevos roles que el mercado impone a enfermeras(os) como principales cuidadores, roles que los aleja de la relación dialógica con el sujeto de cuidado, centrándolos en control de calidad, medido a partir del control, vigilancia y acción que estos profesionales han de hacer sobre el proceso financiero aportado a las instituciones de salud.

Otro punto resaltante aportado por los informantes, es lo relacionado con la comunicación, ya que ésta es primordial en todos los ámbitos de conducta humana, pero lo es más en las profesiones que trata con contacto con personas. En estos casos, la narrativa por medio de comunicación verbal o no verbal, se convierte en la mejor herramienta para comprender el sentido de lo que el individuo desea trasmitir, para lo cual el cuidador tiene que realizar la escucha activa y comprender e interpretar la información.

Esta situación se resalta cuando las personas están en situación de terapia por un problema de salud, lo que se reduce en una oportunidad para que el personal esté frente a la persona que por uno u otro motivo requiere acciones cuidadoras. Es la oportunidad para demostrar sus habilidades de comunicación en todas sus dimensiones y presencia significativa, al acercarse para despertar en aquella, la suficiente confianza y reconocer que la presencia de dicho profesional va más allá de la ejecución de procedimientos necesarios, pues el cuidado significativo debe estar determinado por el saber escuchar atentamente al otro.

Al mismo tiempo, saber cuándo y cómo tocar es un acto significativo, dado que a través del tocar, se transmite seguridad, afecto, sinceridad, calor entre muchos otros sentimientos y pienso que el tocar muchas veces dice más que las palabras y esto es importante para la persona receptora del cuidado. Otra forma de contribuir a la comunicación eficaz en el cuidado, es el observar. El ver es otra actitud cuidadora, que determina la presencia significativa del enfermera/o cuidador/a, quien debe aprender a interpretar en cada expresión quinestésica, lo que el paciente intenta manifestar, lo que siente en el momento del contacto interpersonal.

A razón de que la persona en sus expresiones corporales puede demostrar soledad, temor, dolor, desesperación, desinformación, dudas, ansiedad, entre otros sentimientos; es aquí donde el profesional tiene la oportunidad de ejercer su rol de cuidador, mediante la empatía, la comprensión, el respeto, la orientación pertinente, el apoyo emocional y espiritual; todo ello unido a las habilidades, destrezas y la seguridad en la ejecución de los procedimientos técnicos.

Sin duda alguna, cabe reafirmar que nuestra mejor actitud es escuchar y mirar a quien cuidamos, unido a dos aspectos fundamentales, la capacidad de escuchar y la capacidad de servir. En ambientes como los de un centro de salud, una actitud generosa, la disposición de escuchar y mirar a quien damos un servicio, son probablemente un consuelo para el que sufre y una forma de expresarles nuestra solidaridad en momentos de dificultad. Es cuestión de actitud porque para disfrutar algo hay que hacerlo bien y para hacerlo bien hay que poner entusiasmo y esfuerzo.

Asimismo, cuando el cuidado se da hacia una persona que no se comunica verbalmente (como es el paciente critico o en sala de operaciones), no quiere decir que pierda su humanidad, es un ser en desventaja, desvalido, pero no pierde su condición de persona aunque de pronto se encuentre en un espacio físico portando tubos, sondas, catéteres, rodeado de aparatos productores de sonidos irritantes que producen ansiedad en la persona, a lo que se suma la ejecución de procedimientos traumáticos y dolorosos, pudiendo esta persona experimentar sentimientos de temor, angustia, ansiedad, inseguridad y estrés.

Reconocemos, que en estos casos lo prioritario de las acciones de cuidado, es ayudar a la persona a superar sus desequilibrios biológicos, para lo cual la tecnología y el modelo biomédico se vuelven imprescindibles, por lo que generalmente son las únicas acciones que se ejecutan, generando una fragmentación del cuidado de la persona enferma, olvidándose que ésta es un ser unitario, que responde al unísono; cuyo aspecto biológico se relaciona con las dimensiones psicosocial, espiritual y emocional, por lo que éstas también son afectadas.

Es allí donde la tecnología aparece como instrumento salvador de los problemas por ésta circunstancia; por eso, enfermería como principal cuidador/a, debe trabajar en conjunto con la tecnología, pero no vivir para ella; es bueno apoyarse en la tecnología, pero sin olvidar el centro de su quehacer o sea la persona.

Desde esta perspectiva, el acto de cuidado humanizado debe separarse totalmente del hecho centrado en el objeto, el cual lo cosifica. Cuando menciono cuidado centrado en el sujeto, me refiero a un acto de cuidado eminentemente humano, donde el reconocimiento del sujeto como ser humano en su contexto, potencializa las acciones y logra sobrepasar el acto técnico y el contacto. Es así, que escuchar al sujeto, conocerlo, entenderlo e interactuar con él, son características que le otorgan al cuidado un carácter humano y por ende, trascendente.

Del mismo modo, cuando el cuidado humanizado está mediado por la interrelación dialógica cuidador-sujeto, supera la instrumentalización para convertirse en un proceso de interacción recíproco que potencializa el cuidado humanizado, al permitirle al cuidador conocer al sujeto, valorar sus necesidades y en ellas, crear y direccionar el quehacer profesional. Así mismo, cuando los cuidadores consideran que la persona también puede darle cosas, reconocen que la interrelación establecida en el acto de cuidado construye y enriquece tanto al cuidador como al sujeto.

Frente a ésta postura, Travelbee citado por Gutiérrez-Hernández (2006) en su modelo de relación humano a humano, define la interacción enfermera-paciente como "una experiencia que busca conocer las necesidades del individuo" (pag.173) y como tal, valida la importancia de establecer dentro del acto de cuidado un vínculo que sobrepase el contacto.

Por otro lado, cuando reconocemos la contextualización del cuidado humanizado centrado en el sujeto, admitimos que expresiones como entender, comprender y valorar al sujeto, se convierten en una herramienta para proporcionarlo, ya que permiten validar la importancia del sujeto al convertirlo en el actor central del proceso. De ahí, que cuando el cuidador entiende al sujeto, se acerca a su realidad para orientar el acto de cuidado. Estoy totalmente convencida que cuando el cuidado está centrado en el sujeto, supera la técnica, logrando consolidar un cuidado humanizado bien significativo para el enfermero/a que lo realiza, convirtiéndolo en modelo parte de su cotidianidad.

Respecto al propósito investigativo, relacionado con el sentido y significado que le atribuyen los actores sociales a los valores humanísticos de los cuidadores derivados de su formación académica, se evidencia que estos se visualizan en el comportamiento ético de la praxis vivencial de su desempeño, se espera que el o la enfermera/o demuestre conductas de interés genuino, comprensión empatía, respeto por el ser humano que acude en busca de ayuda. Además de las conductas nombradas como bases de interés personal, es importante también la vocación o compromiso con el servicio. Para aquellos que deciden preparase para realizar el cuidado de las personas, deben conjugar también durante su formación, un conjunto de elementos que garanticen el despertar, desarrollo, mantenimiento y fortalecimiento de la orientación humanista de la enfermera(o).

Otro aspecto de relevancia, es reconocer que en las acciones deshumanizantes del cuidado, la enfermería ha llevado gran parte de la culpa, dado que la preparación académica en sus inicios, era realizada en los hospitales donde los estudiantes recibían instrucciones de sus profesores de manera vertical, con estricto apego a las reglas y normas, tanto del hospital como de la escuela, así como, un énfasis excesivo en el desarrollo y ejecución de tareas y procedimientos, lo que trajo como consecuencia que la acción social del enfermero, fuera vista sólo desde la visión de oficio o profesión eminentemente técnico y práctico, que depende de la actuación del médico.

Esta información permite afirmar que estas relaciones quizás atentaron contra la expresión de sensibilidad, solidaridad, honestidad, respeto a la dignidad, autonomía, el manejo de la responsabilidad, entre otros rasgos de humanismo por parte del enfermero(a). Sin embargo, no sólo a la génesis de la profesión puede adjudicársele estos hechos, dado que si bien históricamente nacimos a la sombra del grupo médico, es también cierto que posteriormente, la educación en enfermería logró avances significativos hasta el punto que en la actualidad las escuelas de enfermería son universitarias y son enfermeras/os los que enseñan y se han hecho cargo de la mayor parte de los cursos dados en la carrera, esto hace que surja la necesidad de considerar más cerca los conceptos básicos, los objetivos de los cuidados y su destinatario, es decir, la persona.

En virtud de lo descrito, reafirmo que la educación constituye la herramienta básica que permite a los individuos abordar las dificultades y actividades de la vida diaria desde la seriedad, el rigor y principalmente la responsabilidad y la coherencia. La educación hace a los seres humanos más libres e independientes y les permite alcanzar una mayor satisfacción en la vida; por lo tanto, los educadores formadores de la disciplina enfermería, tenemos la responsabilidad de fomentar la discusión acerca de los principios e ideas que ayuden a los futuros profesionales al desarrollo de su personalidad hacia lo humano, desarrollando además de lo cognitivo y motor, lo afectivo, es decir, formar la capacidad de amar, sentir, comprender, entender, ser empático, congruente y coherente.

De igual manera, el evidente progreso científico y tecnológico de la enfermería, exige un trabajo continuo y consciente entre enfermeras/os docentes e investigadoras en diversos campos para mantener un servicio de calidad, altamente humanizado y con un sólido componente ético. El desarrollo científico y tecnológico no puede menoscabar el profundo sentido y espíritu humanitario del cuidado que se brinda a las personas y la sociedad. Pero este proceso tiene que ser aplicado responsablemente, donde el profesional de enfermería aplique en todo ámbito, los principios de protección de la humanidad como defensores titulados de los seres humanos, ayudándolos a encontrar significado o propósito a su vida o a su muerte.

En tal sentido, reflexionando en lo ético actitudinal educativo, sostengo que el cuidado humanizado es la expresión dedicada, atenta, incondicional del enfermero/a, al entrar en contacto con el paciente. Es ayudarlo a que recobre su independencia, su autonomía basado en sus necesidades prioritarias; es la preocupación y el esmero para lograr un estado de máximo bienestar físico, psicológico, social y espiritual, lo cual se logra a través de la comunicación terapéutica aprendida desde la preparación; valores como comprensión, aceptación, tolerancia, escucha activa, tienen que estar presentes en una buena relación de cuidado, donde los pensamientos y sentimientos se reflejan de manera coherente con las acciones que se realizan. Es enfocarse no sólo en la enfermedad, sino también en la persona que está a mi cuidado y permitir que mis sentimientos hacia los demás, se vean reflejados en la atención a mis pacientes.

Sobre el particular, la humanización del cuidado hacia las personas, con sus implicaciones éticas educativas, se convierte en un desafío para quienes ejecutan la acción. Un factor influyente de manera negativa, son los sistemas institucionales impregnados del modelo biomédico que cosifica el cuidado. Adverso a ello, está la parte de que los usuarios valoran más los aspectos del cuidado que tienen relación con la comunicación, el afecto y la atención que se le presta dentro de las instituciones hospitalarias; por lo tanto, cuan importante es que las enfermeras/os como principales cuidadores, otorguen cuidados a los usuarios centrados a la praxis comunicacional, enriqueciendo la relación enfermera/o-paciente para mejorar la calidad de la atención en los servicios de salud.

Esta teoría, apoyada desde tiempos pasados por filosofas de enfermería como Watson (ob.cit.) y Leininger (ob.cit.) quienes concuerdan en la necesidad que existe de cambiar la visión en cuanto a biologisismo que impregna el quehacer de las disciplinas que interactúan en las instituciones hospitalarias; refieren que ésta hegemonía del modelo de acción clínica del médico, termina por empobrecer y hasta anular las acciones cuidadoras del resto del equipo de salud. Dentro de este marco, las instituciones de salud como subsistemas sociales, regidos por pautas y reglamentos, tienden a ser imperturbables en sus normas y logran en los individuos que ingresan a ellos, un control como cualquier subsistema social, de tal forma que rápidamente los individuos se adaptan a sus normas y funcionamiento. De acuerdo a esto, para humanizar el cuidado a las personas, se tiene que comenzar por el profesional que lo ejecuta.

Accionando en lo ontológico y epistémico del contexto que engloba el cuidado humanizado a las personas y sus reflexiones éticas educativas, los resultados obtenidos del análisis reflejan que este accionar será más humano, cuando todos los actores que participan perciban un trato humano también. Se trata de que el docente y enfermero/a cuidador/a, también son seres humanos y merecen que sean tratados como tal, dentro de sus propios contextos laborales; hay que avanzar en la necesidad de que en las instituciones sanitarias y docentes en donde estos actores participen, desarrollen acciones de humanización integrales, que estén dirigidas a todos los que participan en el sistema. Actuando sobre ellos se mejoraría la satisfacción y por lo tanto la atención será más humana.

Por esta razón, sería necesario considerar los limites, potencial y necesidades de cada uno; de esta manera todos conocerían y aceptarían las particularidades de cada quien, solo así, trabajarían para el bienestar general del equipo de salud, teniendo como principio primordial, que no se puede humanizar una acción, si el personal que lo realiza esta insatisfecho. Se tiene que tener presente que los que proporcionan cuidado, también son seres humanos y como tal deben ser vistos. Es por ello que probablemente el aspecto institucional, tenga gran inherencia en la actitud del equipo de salud, conduciendo a deteriorar la verdadera esencia del cuidado, convirtiéndose también en responsable de modificar el cuidado humanizado, sus implicaciones éticas educativas, en las instituciones de salud.

De acuerdo a la filosofía de Leininger (ob.cit.) la diferencia del curar con el cuidar se basa en la disimilitud de la perspectiva epistemológica y filosófica de la que ambos términos parten. Los aspectos biomédicos y curativos reducen lo humano a lo biológico; en cambio, el cuidado tiene una mirada diferente, ve al sujeto como enfermo-sujeto, antes que su enfermedad-objeto, permitiendo que el sufrimiento que puede ser aliviado, no sea ocultado en la profundidad biológica del organismo.

A mismo tiempo, los cuidados reducen las distancias entre los tratamientos y el sentido de la enfermedad, por lo cual el cuidado proporcionado por enfermería, se basa en una visión holística, biosicosocial, centrándose en las respuestas a los problemas de salud. Para lo cual, los docentes responsables de la formación, tienen la responsabilidad de ser modelos y monitores en cuanto al cuidado a las personas, ya que en ellos está el compromiso de que el estudiante de enfermería, se humanice a través de la comunicación, de la entrevista cara a cara, el mirar a los ojos, dar una palmada por incentivo a sus logros; así como el acercamiento con respeto para poder identificar ampliamente lo complejo de cada ser humano.

Ahora bien, se podría considerar que el proceso de humanización en salud ha sido lento debido a la poca cantidad de personas vinculadas a trabajar en este campo. Es importante destacar que para lograr cambios en el contexto de salud buscando cuidados más humanizados, se necesitan líderes que posean una serie de actitudes, conocimientos, motivaciones, experiencias y habilidades, como conducción de grupos, resolución de conflictos, organización del trabajo y comunicación, además la capacidad de generar cambios, de valorar y aprovechar las diferencias y potencialidades de las personas, de extrapolar el liderazgo a todas las situaciones de la vida, de ser ejemplo para los demás, de autoevaluarse y tener autoconocimiento, entre otras.

Sin embargo, lo más importante es que quien desee humanizar, debe caracterizarse por tener un proyecto personal dirigido a generar bienestar en diversas áreas de interacción (social, familiar, laboral, etc.). Es fundamental contar con líderes que influyan sobre los demás, para que practiquen y fomenten relaciones humanizadas, que promuevan el bienestar de quienes lo rodean y a su vez se constituyan en agentes multiplicadores de este proceso.

Que en su praxis cotidiana, tengo siempre presente que la enfermería, como profesión científica, independiente y humanística, debe apoyar y conseguir que el enfermo sea respetado, que se tenga en cuenta su dignidad y su libertad, que no se le coaccione ni manipule y mucho menos que se le denigre mediante investigación o terapias irracionales. Es responsabilidad de la enfermera/o ante el problema actual que presentan los hospitales, estar preparada/o para dar una respuesta, para tomar decisiones claras y precisas, para saber cómo debe actuar, para ir mejorando, cambiando la situación deshumanizadora, tanto con su actitud como con sus conocimientos.

En nuestros centros de salud, donde cada vez existen más medios técnicos y donde la investigación cada día aporta nuevos resultados, donde la gestión economicista cada día tiene más valor y lo que prima es el impacto social, los profesionales de la salud deben ser conscientes del reto que tienen delante para conjugar y establecer un equilibrio, entre todo eso y una asistencia sanitaria más humanizadora, donde se respeten los deseos y valores del enfermo y no se minimice su dignidad.

MOMENTO VI

CONSTRUCCIÓN TEÓRICA EPISTEMICA DEL OBJETO HUMANIZANDO EL CUIDADO DE LAS PERSONAS, REFLEXIÓN ÉTICA Y DOCENTE

Comienza haciendo lo que es necesario,
después lo que es posible y de repente
estarás haciendo lo imposible.
San Francisco de Asís

Finalizando el andar cognitivo, el pensamiento del camino transitado y el análisis e interpretación del escenario discursivo, enriquecido del pensamiento e interacción dialógica aportada por los informantes clave, me propon-go vislumbrar la construcción teórica epistémica del objeto humanizando el cuidado de las personas, una reflexión ética educativa.

Teniendo claro que la filosofía humanista enarbola el accionar de un cuidado no rentista, promovedor de solidaridad, reconocimiento a la diferencia y derecho a la igualdad, entre otros, es necesario desarrollar estrategias que llevan a rectificar que el acto de cuidado tiene su esencia en las personas y no en los objetos, además, no se puede ejercer si no se tienen claro los más profundos principios y valores éticos universales.

En consecuencia, para ejercer el cuidado desde el desarrollo de lo humano, implica que el enfermero/a proveedor, ponga en el centro de su praxis (acción) y lexis (discurso) el compromiso a trabajar por la adecuada satisfacción de las necesidades humanas, lo que implica recuperar la persona-sujeto como centro de la interacción comunicativa, profundizando en los procesos participativos del cuidado. Al mismo tiempo que asume con responsabilidad social los desafíos del contexto, haciendo uso consciente del rol de liderazgo que la historia de enfermería y la sociedad le han entregado, para que su dignidad y la de los demás, no sea avasallada por una conciencia mercantilista en la salud.

De todo esto se desprende, que la resignificación del acto de cuidado es un compromiso que desde la docencia y la asistencia debemos liderar. El cuidado humanizado tiene que ir más allá de una acción física directa, este debe incluir la defensa a la dignidad y demás derechos humanos. Por lo que éste no puede ser un cuidado pasivo, ni tampoco un cuidado que se otorga solo a través de la técnica, convirtiendo al sujeto en un instrumento de su acción, ni es solo la palabra afectuosa del profesional; ha de ser un cuidado que pregunte, que dialogue, que hable por el mundo y la realidad que hace la existencia humana, no para que la contemple, sino para que genere acciones que la transformen, ya sea en el ámbito individual o colectivo, en un encuentro con las personas que cuida.

Evidentemente, queda demostrado que junto al progreso en los conocimientos biomédicos, se han perfeccionado técnicas, han habido avances científicos y tecnológicos en Biología Molecular, Ingeniería Genética, Telecomunicaciones y otros materiales, lo cual nos han permitido adquirir nuevos y fascinantes poderes sobre la vida, y al mismo tiempo entrar a un mundo fértil en nuevos conceptos de las ciencias para la vida y de vida moral para las ciencias, que exigen y promueven un cambio en los paradigmas de las profesiones de la salud, que de uno u otro modo, bombardean el quehacer del profesional cuidador, olvidando en algunos momentos, que la esencia de éste no es otra cosa que el respeto a la vida y el cuidado del ser humano. Estos profesionales necesitan una revolución humanística que los vuelva a centrar en su función cuidadora, en la atención y apoyo a la persona cuidada.

Existe entonces una gran preocupación por el desarrollo del cuidado humanizado, enmarcado en la búsqueda de los valores, las cualidades y las expresiones, esto tiene que ver con las formas especiales de enseñar las disciplinas humanísticas, formas que se hayan estrechamente relacionadas con la esencia de las humanidades, por ello los humanistas piensan que el desarrollo del ser humano comienza a partir de la educación. Este análisis engloba el propósito principal de esta investigación humanizando el cuidado de las personas, sus reflexiones ética educativas. Enfoca también, el compromiso de reflexionar acerca de los cambios que desde la formación se tiene que llevar a cabo para alcanzar las propuestas que plantean los humanistas; alcanzando aprendizajes para el actuar profesional y ético, modificando el uso extensivo de la tecnología, reemplazándolo por los principios teóricos del humanismo, que no es otro que el de recordar siempre que su principal compromiso está con los seres humanos.

Atendiendo a estas consideraciones, resulta claro que el profesional cuidador debe poseer características especiales de: capacidad de escucha y comunicación, respeto, gran dimensión de entrega, compromiso ético y calidez humana; que siempre este presente para atender las necesidades del otro. Sin embargo, a pesar de la preparación académica que tienen que poseer los cuidadores para fomentar el cuidado humanizado, estas relevantes características parecen que no estar del todo desarrolladas en todos los profesionales enfermeros(as).

En consecuencia, se torna importantísima la formación que se les entrega a los estudiantes de enfermería en el pregrado, el sello que los impregna desde las escuelas, explícito en los perfiles de egreso, misión y visión. Sucede pues, que la mayoría de los estudiantes reconocen en sus profesores la importancia de las actitudes del cuidado para su aprendizaje; es por esto que las enfermeras/os dedicadas/os a la formación, debemos ser modelos para sus estudiantes, líderes en el cuidado humano, tanto para los usuarios como para ellos mismos. Que nuestro ejemplo formador este demostrado en la actitud ética valórica que demuestre en su desempeño; motivando hacia la investigación, como principal herramienta para conocer el impacto de los cuidados, además de que al investigar y generar nuevos conocimientos, entrega a la enfermería como ciencia del cuidado, una mayor autonomía profesional.

Es evidente entonces que desde la docencia, el compromiso es muy amplio, se tiene que hacer que la educación en enfermería cobre otro sentido, otra perspectiva, que no sea una educación para depositar ideas de un sujeto en el otro o narrar una realidad inerte y ajena a la experiencia de los cuidados hacia las personas, pues la realidad que se nos presenta es tan compleja que esta educación no puede utilizar un solo lenguaje.

Nosotros como docentes, debemos dar herramientas al estudiante para que descubra haciendo el cuidado, el mundo que impacta la salud de las personas, mundo al que se enfrentará y ejercerá las acciones de cuidado para las que está siendo formado. Llevarlo al análisis de situaciones reales que hagan florecer en ellos la reflexión; hablarle de lo económico, lo social, pero también darle a conocer que el cuidado de enfermería como ciencia humana es interdisciplinar, con el ser cuidado humano como centro de la disciplina.

Del mismo modo, tiene que ser una educación que expanda las libertades para el desarrollo humano y potencie la crítica, para que cuando el nuevo profesional ejerza, no asuma posturas sumisas y alienadas; una educación propositiva, argumentativa, que haga lectura crítica de la realidad, que forje en los sujetos educandos un empoderamiento real del cuidado, enriquecido de valores humanos y propios de la profesión, además de construir nuevas formas de ciudadanía y sentido social.

En este papel, es importante trasmitir al educando la creación de un conocimiento fundamentalmente humanístico, para conservar la cultura creada por el ser humano, con el fin de generar cambios que faciliten conocer el pensamiento, los sentimientos que lo cultivan y así entendernos mejor como seres humanos, permitiéndonos ver a los demás como nuestro igual.

En este ámbito, la humanización del cuidado es un elemento diferenciador en los profesionales de enfermería, lo que fundamenta la propuesta de incluir con mayor rigor la formación humanística en la profesión. El cuidado integral dirigido al individuo incluye entonces una alta dosis de humanización, por lo que las escuelas de enfermería, además de sus planes de estudios con asignaturas que orienten el desarrollo de un pensamiento filosófico y humanístico, pueden aprovechar las disciplinas antropológicas y sociales para orientar el accionar desde la praxis, a través de un modelo convergente en el que interactúen profesionales de enfermería, antropólogos, sociólogos y otras ciencias sociales, como elementos multidisciplinarios en la formación profesional. Este modelo puede llevarse a cabo a través de la práctica formativa de los estudiantes, que incluya como indicador fundamental la interacción humanística en etapas avanzadas de sus carreras.

A los efectos de estos planteamientos, es posible que algunos docentes no estemos conscientes que en oportunidades en el proceso de formación, realizamos prácticas pedagógicas deshumanizantes, que se visibilizan cuando enseñamos los diversos actos de cuidado en los procesos de salud-enfermedad. En ocasiones, olvidamos que el humanismo riñe con la educación clásica que presenta la realidad como algo estático y fuera del sujeto de cuidado, que no aborda los problemas de la profesión como algo inherente al ejercicio del cuidado, que oculta los entramados históricos, económicos y políticos de las acciones de cuidado y porque olvida la vocación ontológica del ser por humanizarse.

En atención a esta perspectiva, los docentes de la práctica de cuidar no pueden seguir evitando el tema de la ética. Una pregunta importante para todos sería: ¿Puede enseñarse el cuidar? La respuesta es que sí, que puede enseñarse a cuidar. Pero una cosa es enseñar a cuidar en tanto que concepto y otra diferente es enseñar a las personas a ser cuidadores. Enseñar lo primero, el concepto no entraña dificultad, pero lo segundo puede ser más difícil. Habrá personas que estén de acuerdo o no con esta teoría, en lo cual tendrá gran influencia el contexto.

A tal efecto, como afirma Freire (2013) los hombres no se hacen en el silencio, sino en la palabra, en el trabajo, en la acción, en la reflexión. Es más, al decir la palabra trabajo, que es praxis y esto contribuye de algún modo a transformar el contexto a que tiene referencia, esto no tendría que ser privilegio de algunos, sino derecho de todos. Por lo tanto, la educación en el cuidado de enfermería tiene que propiciar un conocimiento amplio del conjunto de la sociedad y de sus principales carencias en relación con los problemas de salud, pero no desde la retórica de los docentes de humanidades, sino desde la acción práctica de las y los docentes que enseñan el área disciplinar.

En virtud de lo anterior, me propongo enfocar mi construcción teórica en cumplimiento a la intencionalidad y compromiso asumido en la realización de esta investigación. Para ello me apoyo en la filosofía de Watson citada por Urra (2011), en la cual propone diez factores de cuidado que corresponden a los supuestos diseñados, para enfocar la filosofía del cuidado transpersonal como alternativa derivada de la teoría, respecto que el cuidado humanizado en los tiempos históricos actuales, necesitan una fuerte reconsideración hacia la humanización de la salud, en la que los cuidados se sitúan ética y profesionalmente, pero que están en una tensión con los discursos dominantes, a saber: la tecnología, la enfermedad, dejando en último plano el ser humano.

Siguiendo este orden de ideas, tomo el primer factor de cuidado aportado por esta filosofa el cual es *Formación humanista-altruista* en un sistema de valores. Watson asume que el día a día de la práctica profesional requiere que la enfermera/o cuidador/a evolucione en su desarrollo moral. Si bien la formación de cada uno en la infancia y juventud temprana está marcada por el contexto socio-cultural de pertenencia, esto no significa la permanencia en un sistema estático perenne; este debe innovarse adecuándose al medio y a los cambios de los propios individuos, su preparación académica y sus experiencias. Es importante una acabada reflexión sobre el propio desarrollo moral, ya que es la única forma de comprender los sistemas morales ajenos. Las practica de introspección, debe estar presente a lo largo del desarrollo individual y es que por medio de ella, podemos revisarnos y autoevaluarnos en cuanto al proceder ético moral.

Complementando lo anterior, este sistema de valores debe combinarse con el conocimiento científico que guía la acción de la enfermera/o, pero sin olvidar que estos conocimientos por sí solos, no ayudan a la relación con otros. Este conocimiento tiene que comenzar con el estudio de las ciencias humanas, a lo que Watson otorga gran importancia, por ser un aspecto muy olvidado en la formación profesional actual del cuidado; esta formación tiene que tener grandes bases que brinde las herramientas necesarias para comprender las dinámicas sociales, culturales y psicológicas de los individuos. Cuidamos a seres humanos diferentes y únicos, esto requiere de un desarrollo evolutivo moral, no sólo de un desarrollo del conocimiento.

De acuerdo a mi punto de vista, para mejor comprensión, es importante desglosar en forma general y específica el significado de altruismo. Según la real academia española de la lengua, define este término como esmero y complacencia en el bien ajeno, aun a costa del propio y por motivos puramente humanos. Se le atribuye el origen de este término al filósofo Augusto Comte en 1851, a partir de la palabra italiana Altrui -el otro-, derivada del latín altera. El altruismo también se ve como sinónimo de filantropía y solidaridad. Una actitud altruista consiste en un comportamiento que aumenta las probabilidades de supervivencia de otros, un comportamiento de ayuda a los compañeros que están en peligro, un sacrificio personal por el beneficio de otros. El antónimo de altruista es egoísta, es una persona que no es altruista, es egocéntrica.

Se trata de prestar una serie de servicios constructivos a los demás, lo que suele resultar gratificante para la persona que lo realiza. El término altruismo está muy ligado a los conceptos de ética y moral; constituye un rasgo de la personalidad que se debe ir adquiriendo y modelando paulatinamente, con el proceso de madurez y constituye un importante factor de equilibrio psicológico, ya que a veces se producen falsos comportamientos altruistas con los que se pretende no el bien de los demás, sino estimación, reconocimiento o prestigio social.

Al respecto, según la Teoría del Aprendizaje, aprendemos a ayudar porque nos sentimos bien, nos resulta plenamente positivo o porque observamos conductas de ayuda en el resto de personas. Por lo tanto afirmo que el altruismo se puede aprender; somos seres que estamos en constante movimiento y también en constante aprendizaje y el altruismo es una forma de aprendizaje de ayuda a las personas; al ayudar a otras personas podemos llegar a ver el mundo de manera positiva.

Sobre la base de las ideas expuestas, inicio mi teoría epistemológica humanista-altruista en el objeto humanizando el cuidado a las personas, una reflexión ética educativa, reforzando que además de la fundamentación científica, para que una teoría sea aceptada, en sus postulados debe haber coherencia que se relacione estrictamente con la cientificidad planteada. En ese sentido, considero que en este tópico, lo principal está en la formación, por lo que inicio mi supuesto recalcando que la humanización se ha colocado en discusión porque, entre otras cosas, hay cierta discrepancia entre el discurso pedagógico formativo y la vivencia de la práctica.

Continuo mi planteamiento teórico afirmando que la comunicación humana eficaz, tiene papel esencial para que fluya la interrelación entre cuidador y cuidado, así como su entorno familiar, los cuales son los actores principales de este proceso. Por medio de la comunicación en todas sus dimensiones, verbal, no verbal, practicas kinestésicas, se evidencian actitudes éticas que ponen en palestra cualquier dificultad que propicie o deteriore el cuidado humanizado. Por esta razón, en la formación, los docentes tenemos el deber de enseñar cómo llevarla a cabo y obtener el mejor de los resultados.

Teoría Humanista-Altruista para la Humanización del Cuidado de las Personas, sus Reflexiones Educativas

Nunca dejemos que alguien se acerque a nosotros
y no se vaya mejor y más feliz
María Teresa de Calcuta

Desde la perspectiva enunciada, cabe señalar que en el escenario del discurso pedagógico, las relaciones conceptuales reflejan una dualidad de lo que pasa en cada orilla del proceso formativo: por un lado, la dialéctica discursiva del docente frente a la construcción de cuidado humanizado, caracterizada por la multisignificatividad del lenguaje, escasos procesos argumentativos y contenidos fundamentados en el paradigma biomédico y por otro lado, los estudiantes que invalidan el discurso pedagógico y magnifican la experiencia personal de la praxis como única aportadora en la construcción de cuidado humanizado. Esta realidad académica deja cimientos endebles que pueden desmoronar las bases históricas del cuidado humano como esencia profesional de enfermería, cosificando al sujeto.

Como alternativa de cambio para esta premisa, propongo trabajar por una educación y una pedagogía humanista-altruista que potencie las libertades y que resista la expropiación del sujeto, a partir de un discurso que oriente la conciencia de los y las cuidadoras hacia un imperativo ético común: mitigar el dolor humano y que acuda fundamentalmente al clamor de los más desprotegidos y vulnerables; reflexionar para que emerjan posturas que superen la mercantilización de la salud, impuesta desde la lógica de la utilidad. Facilitando y resaltando una actitud de querer dar y recibir para facilitar el encuentro dentro de la acción de cuidado, manteniendo siempre una actitud libre, flexible, cálida, expectante y neutral, desprovista de comportamientos autoritarios, centrado en lo que acontezca en la personalidad del otro.

Al respecto, la formación humanista-altruista debe iniciarse en los primeros momentos de los encuentros en el aula. Los docentes formadores de la disciplina del cuidado de enfermería, deben revisar sus técnicas, basadas en los currículos, planes de estudio y prácticas, quienes a saber pareciera que han sido débiles en la formación sobre desarrollo humano y sus valores, lo que evidentemente no ha favorecido el fortalecimiento de las políticas académicas propuestas para la formación en cuidado humano. Por ello, los niveles de resistencia a la adversidad en los profesionales cuidadores, son muy precarios; demuestran baja capacidad para ayudarse mutuamente y al colectivo dentro de la institución donde ejecutan el cuidado, lo que influye negativamente en la aplicación de iniciativas que mejoren las condiciones profesionales y de vida.

Como destacan diversas teorías de aprendizaje y el empirismo de la cotidianidad docente, el papel del docente es amplio. A consecuencia, en este ámbito, los estudiantes consideran que el docente es el encargado de fomentar la sensibilización frente al cuidado humanizado, esto influye de manera exorbitante en la formación humanista-altruista. Esto sucede cuando el docente parte de sus experiencias personales para transmitir el conocimiento del cuidado, permitiendo que el estudiante establezca un contacto profundo con el sujeto de cuidado y su familia; además de que reconoce al estudiante como persona y establece una interrelación comprensiva con él, sumado a que observa en él amor y compromiso en el acto de cuidado, logra así moldear y fortalecer el cuidado humanizado del estudiante. Es importante, que lo que el docente plantea en el discurso, lo demuestre en la práctica, tanto con el individuo del cuidado como con el propio estudiante; solo de esta manera erradicaremos la teoría del discurso desvirtualizado del cuidado humano en el contexto académico.

Lo mencionado anteriormente, permite reflexionar que la formación humanista-altruista, tiene que estar bien reforzada en el docente formador. Esto lo afirmo, estando convencida de que las prácticas discursivas orientan el acto del cuidado, pero el mismo se sustenta en la sensibilidad y afectividad del docente, en su actitud con el estudiante y el individuo cuidado. A tal efecto, no podemos promover un altruismo hacia la práctica del cuidado hacia otros, cuando en nuestro propio trato en aula, no lo demostramos. Es importante, que los actores del proceso académico, consideren que el discurso desarticulado de la acción recibido en aula, no trasciende ni logra formar al estudiante en su totalidad respecto al cuidado humano, es necesario enlazarlo con la práctica clínica y sus obstáculos, así como la vivencia del propio trato en el contacto docente alumno.

Esta observación deja entrever, que el contacto con la realidad clínica y el sujeto de cuidado; la interrelación docente-estudiante enmarcado en las acciones del cuidado; expresiones y actitud con el estudiante y el sujeto de cuidado, promueven la formación en el altruismo. Así mismo, si estudiantes y docentes llevan a cabo lo anterior, al enfrentar cualquier adversidad de la práctica, que desdibuje la esencia del cuidado humano y ético, no permiten el desmejoramiento de sus acciones; en contraposición, permite construir y potencializar el acto de cuidado humanizado, pues cuando el docente reconoce al estudiante como persona y se convierte en su cuidador, el estudiante es capaz de reflejarlo en sus acciones.

En este mismo orden y dirección, cabe destacar que en la formación humanista-altruista, se tiene que reforzar todo lo relacionado con la formación en valores; no solamente en aula, sino también en todos los espacios académicos; lograr que en todos ellos existan escenarios de profundización ética, bioética, psicológica, sociológica y antropológica, donde el estudiante aprenda y reconozca a la persona, no solamente desde su vulnerabilidad física sino también, como aquel ser con necesidad de ejercer su libertad, identidad cultural y plenitud espiritual.

En ese sentido, la formación humanística-altruista le facilitará una permanente reflexión y análisis de sus actos, desde sus valores personales, profesionales y principios éticos comunes en todos los profesionales de la salud y los valores del cuidado; para ello, se tiene que disminuir la inclusión fuerte de las ciencias básicas biomédicas, que hasta ahora tiene la carrera de enfermería.

Cabe considerar, que en la formación humanista-altruista el reforzamiento de los principios éticos, debe estar en punto principal. Sin embargo, lamentablemente, por omisión o por desconocimiento, algunos profesores universitarios no garantizan este aspecto de la enseñanza. Por una parte, el desarrollo del conocimiento científico-tecnológico en el campo de la salud, hace cada vez más complejo el juicio ético envuelto en la asistencia, la docencia y la investigación, originando que el juicio ético requiera de un adiestramiento axiológico, tan exigente como el científico del juicio clínico. Por otra parte, la enseñanza de los aspectos éticos en las profesiones de las ciencias de la salud se basa, no solo en una metodología precisa, sino también y sobre todo, en el ejemplo de los educadores.

Por lo tanto, estos formadores deben exhibir determinadas actitudes fundamentales para promover conductas éticas en los demás. Derivando metodologías dirigidas a mejorar el desempeño profesional en el cuidado, cuyo objetivo principal sea el conocimiento y estudio del hombre como ser multidimensional. Esta metodología debe tener como finalidad primera, infundir en los futuros profesionales, la noción del deber y el hábito de reflexionar sobre acciones y situaciones que puedan afectar al hombre y su espacio vital.

Esto lo afirmo porque en la formación humanista-altruista, el papel de la ética es primordial y con ella la bioética, en virtud de que su objeto de actuación es el ser humano. En ese sentido, la Bioética es la herramienta para rescatar de la frialdad, lo científico y lo tecnológico, la fundamentación humanística; porque cultiva la reflexión y el análisis. Al mismo tiempo, que situándose en lo antropológico para comprender lo ontológico, busca el nivel tolerable de lo lícito desde lo inexorable de la ciencia y la tecnología.

En síntesis, siendo la bioética la ética aplicada al quehacer del cuidado humano, podría pensarse que se trata de una ciencia infusa que no puede aprenderse y por lo tanto, no tiene sentido enseñarla, también puede argumentarse que no es necesario saber bioética para actuar éticamente. Desde luego que, si bien el saber teórico es condición indispensable para la praxis de ese saber, no es suficiente para dirigir la acción, pues para que ésta se realice, es indispensable la voluntad de hacerlo.

De igual manera, cuando cuidamos se debe considerar el principio de autonomía, sus propios valores e ideales, considerando las disposiciones éticas representadas en las cualidades humanas. El cuidado significa aprecio, empatía, sensibilidad humana, conocimiento de sí y del otro. La enfermera/o cuidador/a, debe ser capaz de sentir desde adentro lo que la otra persona siente y determina lo que requiere para crecer. Por experiencia sabemos que ayudar a otra persona a crecer, es tener coraje para ayudarla a descubrir y crear sus propias áreas, que sea capaz de cuidarse oportunamente, haciéndose responsable de su proyecto de vida.

Sobre la validez del fortalecimiento de la formación humanística-altruista en el proceso de humanización del cuidado a las personas, sus reflexiones éticas educativas, el estudiante deberá demostrar que la condición humana se redimensiona y se fortalece en la medida en que la ética y el respeto a la dignidad humana, acompañan el cuidado en cualquier escenario del campo de la salud; específicamente, en enfermería, significa un redimensionamiento de su rol práctico de cuidador/a, demostrando siempre respeto a la dignidad humana, como rasgo de los valores fundamentales del cuidado que enaltecen su condición humana, la autonomía de la persona, la libertad y la solidaridad con el otro.

En este contexto y bajo la concepción de la teoría humanística-altruista en el proceso de humanización del cuidado a las personas, sus reflexiones éticas educativas, el proceso de comunicación dentro del cuidado, es un elemento fundamental, ya que permite establecer relación verbal y no verbal entre el individuo cuidado y el cuidador. La comunicación es posible sólo en un clima de libertad, en el que se pueden expresar pensamientos, sentimientos y sensaciones. Este proceso debe establecer con el paciente, la familia y/o el grupo al que se le brinda cuidado, elementos de autenticidad de los interlocutores, respeto, deseo de compartir, preocupación de hacer comprender y actitud de escucha permanente.

Dentro de este proceso de comunicación, el humanismo altruismo refuerza el uso de la mirada y la voz de quien cuida como indicadores de cuidado para quien es cuidado. Pero también es importante escuchar, que no es más que dejar hablar; dar tiempo al interlocutor para exponer en la medida y en el modo que considere oportuno su pensamiento y su estado de ánimo, no interrumpirlo y dejarlo terminar. Saber escuchar es difícil, por lo que es valioso encontrar un cuidador que sepa hacerlo, sobre todo en los momentos difíciles de la vida. Los cuidadores de la salud nos vemos en la obligación de aprender a escuchar con todo el ser. Saber escuchar no es un comportamiento activo, requiere superar dificultades, porque la verdadera escucha tiene su origen en actitudes interiores, que no son de ninguna manera innatas, sino que hay que formarlas para poderlas adquirir.

En este proceso comunicacional, se pone de manifiesto un valor muy arraigado en la formación humanística-altruista, como lo es la empatía. El reconocimiento del otro en el llamado de cuidado, es un elemento primordial en la relación entre el cuidado y el cuidador. Esta característica facilita la empatía, considerada como la esencia del cuidado; la cual, no es más que una condición que otorga al ser humano, la capacidad para penetrar en la intimidad del paciente. Este no es un comportamiento que pueda ser adoptado a voluntad según las necesidades del momento, sino que está determinado por convicciones, valores y necesidades profundamente arraigadas en lo personal, es decir, tiene que ver con lo que pensamos, con lo que sentimos y con lo que hacemos, es resumen, tiene que ver con lo que somos.

REFERENCIAS BIBLIOGRAFICAS

Agudelo, Nubia. **Las líneas de investigación y la formación de investigadores: una mirada desde la administración y sus procesos formativos.** En: Revista Electrónica de la Red de Investigación Educativa [en línea]. Vol.1, No.1 (Julio-Diciembre de 2004). Disponible en
Internet: <http://revista.iered.org>. ISSN 1794-8061

Aguilar Barrenechea, Pedro. (2001). **Variación lingüística del español de Chile**. Santiago: Paidós.

Álvarez Elizabeth (2014) **Dignidad de Docente Universitario.** Universidad Fermín Toro de Cabudare Edo. Lara.

Amoróz, Celia. Seminario **"Las éticas del Otro Generalizado y las éticas del Otro Concreto: una perspectiva feminista**" (notas). Enero 1992.

American Association of Colleges of Nursing (1995) ***Model for differentiated Nursing Practice*** Washington: American Association of Colleges of Nursing.

Arias Fidias G. Arias. **Metodología de la Investigación**. 2010

Arenas Nelly M. **El cuidado como manifestación de la condición humana** Revista de la facultad de ciencias e la salud. Universidad de Carabobo. Abril 2006 vol. 10 Nº1

Aristóteles. **Ética de Nicómaco**. Tomado de la traducción hecha por María Araujo y Julian Marías. Instituto de Estudios Políticos de Madrid. 1999.

Balderas, M. **Ética de Enfermería**. McGraw – Hill Interamericana. México: 2010.

Benavent MA, Et al. **Fundamentos de Enfermería**. España: DAE. Grupo Paradigma. Enfermería; 2002.

Boff, Leonardo. Ética del Nuevo Milenio: justa medida y cuidado esencial. Revista Envió Universidad Centroamericana UCA. Disponible en: http://www.envio.org.ni.articulo/997. consultado julio 2010

Bolívar María. (2009) **Valores en la práctica de Enfermería.** Disponible en: http://www.portalesmedicos.com/publicaciones/articles/1786/1/Valores-en-la-practica-de-Enfermeria.html

Bonilla M. J. **Actitudes éticas del personal médico, participación de enfermería y la familia en la toma de decisiones humanizadas en pacientes con Limitación del Esfuerzo Terapéutico.** Investigación realizada en las Unidades de Cuidados Intensivos de los Hospitales Eugenio Espejo y Carlos Andrade Marín. Quito Enero 2010 – Julio 2011

Bravo M. Carlos. El concepto de Formación Pedagógica: Tradición y Modernidad. Medellín: 2001.

Canales C. Manuel 2006 **Metodologías de investigación social Introducción a los oficios**

Carper, B. (1978). **Fundamental patterns of knowing in nursing**. Citado por: Durán de Villalobos M. En Enfermería: Desarrollo Teórico e Investigativo. Bogotá. Facultad de Enfermería Universidad Nacional de Colombia. 2001.

Castillo Espitia, E. (2000), **"La fenomenología interpretativa como alternativa apropiada para los fenómenos humanos"**, en **Investigación y Educación en Enfermería** 18(1): 17-35.

Castillo Rubén (2009). La Formación en Ética del Capital Humano para la Acción Empresarial.

Ceballos Vásquez Paula A. 2010. **DESDE LOS ÁMBITOS DE ENFERMERÍA, ANALIZANDO EL CUIDADO HUMANIZADO. Revista** Ciencia y enfermería *versión On-line* ISSN 0717-9553 v.16 n.1 Concepción 2010

Coffey A. y Atkinson P. (2003) **Encontrar el sentido a los datos cualitativos**. Estrategias complementarias de Investigación. Colombia: Universidad de Antioquia.

Colás, M. Buendía, L. y Hernández, F. (1998). **Métodos y Técnicas cualitativas en investigación en psicopedagogía.** Colombia. Editorial Mc. Graw Hill.

Consejo Internacional de Enfermeras. (CIE) Documento de Posición. Planificación de Recursos Humanos de Enfermería. Sitio Web del CIE, 1994. Disponible en: http//www.icn.ch

Constitución de la República Bolivariana de Venezuela (1999). Gaceta Oficial 36.862.

Davis Anne J. **El cuidar y la ética del cuidar en el siglo XXI: qué sabemos y qué debemos cuestionar.** Profesora Emérita University of California, San Francisco Nagano College of Nursing col-legi oficial INFERMERIA Barcelona. 2005

Diccionario Enciclopédico Océano. Color. Editorial Océano. Barcelona España. 2007.

Dilthey W. 1976. Paradigma hermenéutico.

Dugas Bárbara. 2009. **Tratado de Enfermería Práctica.** Interamericana. Quinta Edición. México Distrito Federal.

Espinoza, Huerta y otros (2010) **El cuidado humanizado y la percepción del paciente en el Hospital EsSalud Huacho.** Octubre 2010.

Escriba A.V. Pons, R. Cárdenas Echegaray M. Fernández Sánchez. (2004). **"Estresores laborales y bienestar psicológico. Impacto en la enfermería hospitalaria**. Revista de Enfermería. Julio-Agosto; 23(7-8).506-11. Barcelona.

Escudero, R. B. (2003). **Humanismo y tecnología en los cuidados de enfermería desde la perspectiva docente.** Enfermería clínica, 3 (13), 164-170

Fontal Bernardo, Contreras Ricardo Rafael. **EDGAR MORÍN Y LOS SIETE SABERES NECESARIOS A LA EDUCACIÓN DEL FUTURO Rev. VII** Escla. Ven. de Qca., Febrero, 2006, 58-76

Foucault 1980 El orden del discurso. España. Cuadernos marginales.

Freire, P. (1998). **La Educación como práctica de la libertad**. Siglo XXI. Editores. México.

Fry T. Sara. **Ética en la Práctica de enfermería. Una guía para la toma de decisiones éticas**. Manual moderno. 3era Edición. México 2010

Galindo, C. A. (19 de Febrero de 2009). Recuperado el 19 de Febrero de 2009, de google scholar: disponible en: http://www.uned.es/educacionXX1/pdfs/01-01.pdf

Garrido Jesús. **Análisis del Discurso** [Video en línea]. Disponible en: http://www.youtube.com/watch?v=2_XOSk5n_wA

Garzón, N. 1998. **Ciencia y humanización en enfermería**. Hacia una medicina más humana. Ed. Médica Panamericana. (Bogotá, Colombia). p. 248-250

González Ruiz G., Oviedo Córdoba H., Bedoya Idrobo L., Benavides Gleinis, Dalmero Arvilla N., Vergara Ascanio C. **Cuidado humanizado de enfermería percibido por familiares de pacientes pediátricos, usuarios del Hospital Universitario Fernando Troconis de Santa Marta.** Volumen 11, Numero 20 / julio - diciembre 2013

Guba, E. G., y Lincoln, Y. S. (1994). **Competing paradigms in qualitative research**. En Denzin, N. K.; Lincoln, Y. S. (editores) Handbook of qualitative research. Sage. Thousand Oaks, CA, EE.UU.

Guedez, V. (2010). **La Ética Gerencial**. Instrumentos Estratégicos que facilitan decisiones correctas. Colección Temas Gerenciales. Caracas. Editorial Planeta Venezolana S.A.

Guevara, Rengifo y Manrique. (2014) **El cuidado de enfermería: una visión integradora en tiempos de crisis.** Enfermería Global. Revista digital de enfermería. Vol. 13 N°1 España

Gutiérrez Jiménez, LI; Hernández Zambrano, SM. Significado del discurso de cuidado del docente en la formación del estudiante frente al acto de cuidado humanizado. Biblioteca Las casas, 2007; 3 (1). Disponible en http://www.indexf. com/lascasas/documentos/lc0203.php

Guba y Lincoln. Paradigma en competencia en la investigación cualitativa. 1994

Grupo de Cuidado. Cátedra Manuel Ancizar. **Cuidado de la vida.** Facultad de Enfermería. Universidad Nacional de Colombia. Colombia. 2007

Hall, DC. (1979). **Documento básico sobre enfermería**. Ginebra: Organización Mundial de la Salud.

Ibarra Mendoza TX, Siles González J. **Competencia Cultural. Una forma humanizada de ofrecer Cuidados de Enfermería**. Índex de Enfermería (edición digital) 2006.

Izquierdo, Ciriaco (1998). El mundo de los valores. Ediciones Paulinas

King, I. (1984). **Enfermería como profesión**. Filosofía, principios y objetivos. México DF: Editorial Limusa.

Kuhn Thomas: **Los Paradigmas y la Ciencia Normal**. Publicado por Juan José Ibáñez el 26 mayo, 2007

Kyle, T.V. (2009) **The concept of caring: a review of the literature**. Journal of Advanced Nursing. 21:506-514

Llanes Betancourt Caridad. **Carácter humano y ético de la atención integral al adulto mayor en Cuba.** Revista Cubana de Enfermería. v.23 n.3 Ciudad de la Habana jul.-sep. 2007

Leininger M, 1990, Ethical **and Moral Dimensionsof Care**. Wayne State University Press, Detroit

Leininger, Madeleine 1994. **Teoría de los cuidados culturales**. Ann Marriner-Tomey, *Modelos y teorías de enfermería*. Madrid, Mosby Doyma.

Martínez, M. (2006). **Ciencia y arte en la Metodología Cualitativa.** Segunda Edición. México. Editorial Trillas.

Martínez, M. (2006) **COMPORTAMIENTO HUMANO.** México

Martínez Miguelez, M. (1999). **La Nueva Ciencia: Su desafío, lógica y método**. México: Trillas

Martínez Ocaña, Enma. **Aprender la sabiduría del cuidado de sí mismo.** Revista Confer. España n°179. 2007.

Mayeroff, Milton. **Arte de Servir Ao Próximo Para Servir a si Mesmo.** Brazil. Editorial Record. Traductora: Cristina Carvalho Boselli. 1971: p. 62.

Mayeroff Cf. Reich WT. Care: **History of the Notion of Care, In**: Encyclopaedia of Bioethics V.1, Macmillan, New York 2000: 319-331.

McCance T, McKenna H, Boone J, 1997, **"Caring: dealing with a difficult concept"**. Int. J.Nsg.Studies., 34 (4), 241-248

Mejía Jesús (2011). **Sensibilización de los docentes, educandos y a todos en general, sobre la importancia que reviste hoy día el implementar una Educación Superior basada en los valores éticos y morales.** Universidad del Istmo Doctorado en Educación Superior con Especialización en Investigación. Panamá 05-07-2011

Méndez, R. (2007).**La Organización Inteligente**. [Artículo científico en línea]. Disponible: file:///D:/ROGER%20MENDEZ%20BENAVIDES%20La%20Organizaci%C3%B3n%20Inteligente.htm

Merhy EE. **Saúde: a cartografía do trabalho vivo**. São Paulo: Hucitec; 2008.

Monti, FJ. y Tingel, MS. (2009). **Multiple Paradigms of Nursing Science.** Advanced Nursing Sciencie, 21(4): 64-80.

Montoya Montoya Gabriel Jaime. **(2007) Teoría humanista de Rogers.** Disponible en http://prezi.com/zhh9rcioyfak/teoria-humanista-de-carl-rogers/

Morse JM et al. **Concepts of Caring and caring as a concept, Advances of Nursing Science** 2000; 3-4.

Murcia, N. y Jaramillo, L. (2000) **Investigación Cualitativa**. Editorial Kinesis. Armenia, Colombia.

Muñoz Y., Coral R., Moreno D., Pinilla D., Suárez Y. (2009) **Significado del cuidado humanizado en egresadas de la facultad de enfermería**. Repert. med.; 18(4):246-250.

Muñoz Devesa Aarón, Morales Moreno Isabel, Bermejo Higuera José Carlos, Galán González Serna José. Realizaron un estudio acerca de **La Enfermería y los cuidados del sufrimiento espiritual**. Índex de

Enfermería [Índex Enferm] (edición digital) 2014; 23(3). Disponible en <http://www.index-f.com/index-enfermeria/v23n3/9447

Nicolesm, B. **La Transdisciplinariedad. Una nueva visión del mundo.** Manifiesto Paris. Ediciones Du Rocher. 2009.

Ortiz A. **La Nueva filosofía Hermenéutica. Hacia una razón axiológica posmoderna.** Excurso. Barcelona. Editorial del hombre 2006. Pág. 226.

Páez Moreno Ricardo. **La ética de las virtudes y enfermería.** Revista Mexicana de Enfermería Cardiológica 2000; 8 (1-4): 60-68

Parrado Lozano Yaneth Mercedes. Caro Castillo Clara Virginia. **Significado, un conocimiento para la práctica de enfermería**. av.enferm., XXVI (2): 116-125, 2008.

Pérez Pimentel Sandra. **Enfermería transcultural como método para la gestión del cuidado en una comunidad urbana.** Camaguey 2008. Rev. Cubana Enfermer v.25 n.3-4 Ciudad de la Habana jul.-dic. 2009. *versión On-line* ISSN 1561-2961. Disponible en: http://scielo.sld.cu/scielo.php?script=sci_arttext&pid=S0864-31920090002000003

Pinuel (1995). **Epistemología, Metodología y técnicas de análisis de contenido.** [Documento en línea]. Disponible en www.jet.es/pinuel.raigada/A.contenido.pdf.

Poblete Troncoso Margarita del Carmen **"CUIDADO HUMANIZADO: PERCEPCION DE AUTOEFICACIA ENENFERMERAS ACADÉMICAS Y ASISTENCIALES"** tesis para optar al grado de Doctor en Enfermería. Facultad de medicina Departamento de Enfermería. Concepción Chile 2009.

Poletti, Rosette (1983) "**De la nécessité de reparler des valeurs professionnelles**" pp.76 - 97. Journées de Perfectionnement: Valeurs, identité et practiques infirmières. Paris: Centre Chrétien des professions de Santé.

Poletti Rosette. 2009 **Aspectos psiquiátricos de los cuidados de enfermería.** Editorial: Ediciones Rol, Barcelona, 2009

Polit D. y Hunter (2000). **Investigación científica en ciencias de la salud.** 6ª ed. Mc Graw Hill Interamericana.

Ramió Jofre Anna. (2005) **Valores y actitudes profesionales.** Estudio de la práctica profesional enfermera en Catalunya. Tesis Doctoral. Universidad de Barcelona Mayo 2005

Rodríguez R. Gil M y García T. 1999. Métodos de Investigación cualitativa.

Rollo May. *Love and Hill*. New York: W.W. Norton; 1999.

Ruiz Gisela González, Córdoba Haidy Oviedo, Idrobo Luz Marina Bedoya, Peñaloza, Gleinis Benavides, Arvilla Neirobis Dalmero, Ascanio Claudia Vergara realizaron un estudio titulado el **cuidado humanizado de enfermería percibido por familiares de pacientes pediátricos,** usuarios del hospital Fernando Troconis, Santa Marta", realizada en el 2011 por la Facultad de Enfermería de la Universidad Cooperativa de Colombia, sede Santa Marta.

Rumbold, Graham (2000). **Ética En Enfermería**. México. Editorial McGraw Hill Interamericana. Tercera Edición. 2000. p. 73.

Sánchez, Beatriz. 2009. **La Fenomenología: Un Método de Indagación para el Cuidado de Enfermería**. Bogotá-Colombia. Editorial Unibiblos. 2000.

Sepúlveda, C. Gloria Y., Niño C., Carmen L. **Formación en ética para el Ejercicio de la Enseñanza y la práctica del profesional de Enfermería.** Comité Local de ética. ACOFAN 2010. Revista colombiana de enfermería. Volumen 5 Año 5

Smimov, S. **La Aproximación Interdisciplinaria en la Ciencia de Hoy**. Fundamentos Ontológicos y Epistemológicos. Formas Funciones Bottomret (Coord) Interdisciplinariedad y Ciencias Humanas. Madrid: Tecno /UNESCO.

Socorro Domingo (2010). **Enfermería Básica. Fundamentos y Procedimientos**. Impreso en Mérida c.a. Hecho en la Republica Bolivariana de Venezuela.

Souza ML. Prado ML. **Innovaciones y avances en el cuidado de enfermería: osadía e irreverencia para el acto de la creación.** En XVI Congreso Argentino de Enfermería: El cuidado como eje de la práctica profesional de enfermería; 2002.

Straus y Corbin j. (2002). **Bases de la Investigación Cualitativa.** Técnicas y Procedimiento para desarrollar la teoría Fundamentada. Colombia: Editorial Universidad de Antioquia.

Suddart Enfermería M.Q. 2010. 12° Edición

Taylor S. y Bogdan S. (2000). **Introducción a los Métodos Cualitativos**. España. Argentina: Ediciones Paidós.

Teppa Sonia. **Análisis de la Información Cualitativa y Construcción de Teorías**. 2012. Ediciones GEMA. Barquisimeto Edo. Lara

Travelbee, Joyce. Retomada por Ann Marriner. En: Modelos y teorías en Enfermería. España: 1989. p. 173

Trevizan, M.A; Mendes, I.A; Melo, M.R. 2003. **Al encuentro de la competencia del cuidado** según Boff, una nueva perspectiva de conducta ética de la enfermera gerente. Rev. Latino-Americana de Enfermería. 11 (5): 652-657. Disponible desde Internet en: http://www.scielo.br/scielo.php?pid=S0104-11692003000500013& script=sci_arttext

Urra M. Eugenia y otros **ALGUNOS ASPECTOS ESENCIALES DEL PENSAMIENTO DE JEAN WATSON Y SU TEORÍA DE CUIDADOS TRANSPERSONALES.** ciencia y enfermería xvii (3): 11-22, 2011 issn 0717-2079.

Valverde, C. (2007**). Enfermería centrada en los significados del paciente: La importancia de la filosofía para enfermería**. Norte de Salud Mental 28. Extraído desde: http://www.ome-aen.org/NORTE/28/NORTE_28_030_8-15.pdf

Valles, M. (1997). **Técnicas cualitativas de investigación social.** Reflexión metodológica y práctica profesional. Madrid: Editorial Síntesis, S.A.

Vásquez Ceballos Paula Andrea**. Desde los ámbitos de enfermería, analizando el cuidado humanizado.** Cienc. enferm. v.16 n.1 Concepción 2010.

Velandia, M. A. (2000**). La formación de los profesionales de salud orientada hacia el sujeto de atención y no hacia su problema médico**. En G. d. Colombia, Cuidado y practica de Enfermería (pág. 109). Colombia: Unibiblos.

Watson J. **Nursing humano science and humano care.** A theory of nursing New York, 1988 National League ford nursing.

Watson J. **Nursing: the philosophy and science of caring**. Colorado: Colorado Associated University Press; 1999.

Watson J. **Assessing and measuring caring in nursing and health science.** NY: Springer; 2002

Zambrano de Guerrero Amarilis, Guevara Berta, Maldonado García Marlene, Evies Ani, España Pierina, Salas Blanca. **HUMANIZANDO EL CUIDADO A PERSONAS CRÍTICAMENTE ENFERMAS.** Revista Educación en Valores. Universidad de Carabobo. Enero - Junio 2010 - Vol. 1. N°13